失智症的救星！

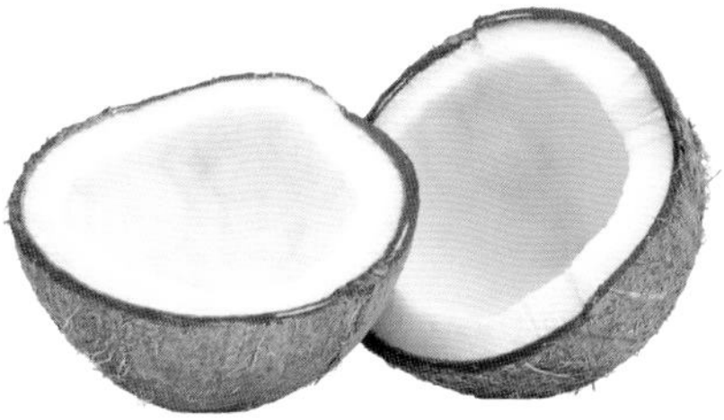

椰子油飲食療法

1天2匙讓大腦活化，改善 阿茲海默症 變瘦 變年輕

醫學監修 日本抗老權威
白澤卓二

料理
達妮拉・史嘉

大樹林出版社

用椰子油改善阿茲海默症，每3人中就超過1人有效，絕對值得一試！

日本邁向超高齡化社會，導致罹患阿茲海默症的失智人數暴增，逐漸成為嚴重的社會問題。很遺憾，阿茲海默症的原因迄今尚無法解開，因此現階段也尚未出現有效的治療藥物。就在這樣的情況下，當我滯留美國的期間，接觸了小兒科醫師瑪麗・紐波特（Mary T・Newport）女士所撰寫，椰子油可以有效改善阿茲海默症的著作。

「椰子油這樣的油類為什麼能改善失智症呢？」剛開始我抱著半信半疑心態，翻閱了這本書。

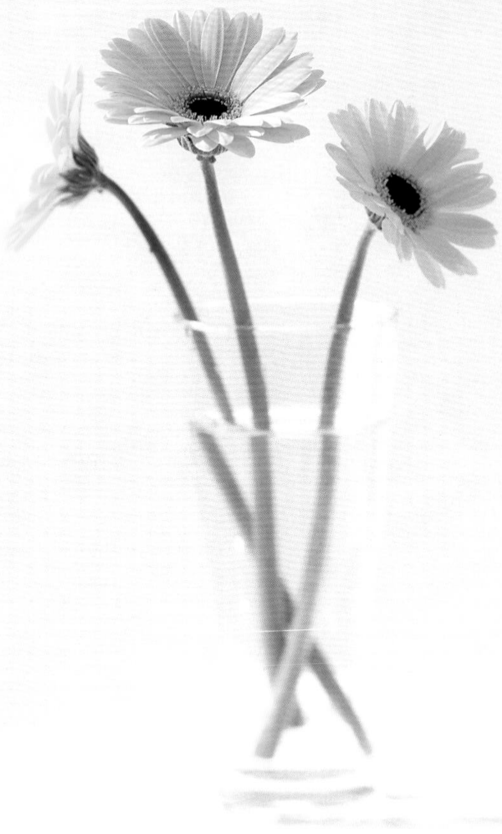

紐波特醫師自從丈夫史蒂夫先生被診斷罹患年輕型阿茲海默症後，一直在蒐集新藥物的治療實驗資訊。有一天她獲悉生技創投公司Accela以中鏈脂肪酸為原料製成新藥物，並以阿茲海默症治療藥物之名向ＦＤＡ（美國食品藥物管理局）提出認證申請的消息。

紐波特醫師知道椰子油中富含中鏈脂肪酸，決定讓史蒂夫先生攝取椰子油，並且發現在食用的第一天開始，就能看出史蒂夫先生的失智症狀獲得改善。

中鏈脂肪酸會在肝臟分解出名為「酮體」的物質，就是這個酮體，改善了失智症狀。

這是怎麼一回事呢？容我再詳細說明。阿茲海默症會導致腦神經細胞變性，無法正常使用葡萄糖（血糖）作為能量來源，引發失智症狀。不過，因「缺氧」而停止運作的神經細胞能藉由另一項能量來源——「酮體」，再度恢復運作。

中鏈脂肪酸屬於飽和脂肪酸。說到飽和脂肪酸，大家都認為它是導致動脈硬化的惡質油脂。酮體也被視為是威脅糖尿病患者性命，引發「糖尿病酮酸血症」的兇手。然而，酮體源自植物性中鏈脂肪酸的代謝產物，其實是阿茲海默症患者及家屬的救星。這項事實對於長年研究阿茲海默症的我來說是莫大的衝擊。

本書將針對各位不太熟悉的中鏈脂肪酸、酮體，進行淺顯易懂的解說。接著還會介紹許多人較為陌生的椰子油特性和椰子油食譜。

我深信，本書一定能成為阿茲海默症患者，以及辛苦照顧患者的家屬們的救星。

平成26年（２０１４年）1月

順天堂大學大學院醫學研究科
老化控制醫學講座教授
白澤卓二

part 1
椰子油為什麼能改善阿茲海默症？

part2

認識椰子油！

part3

攝取椰子油！

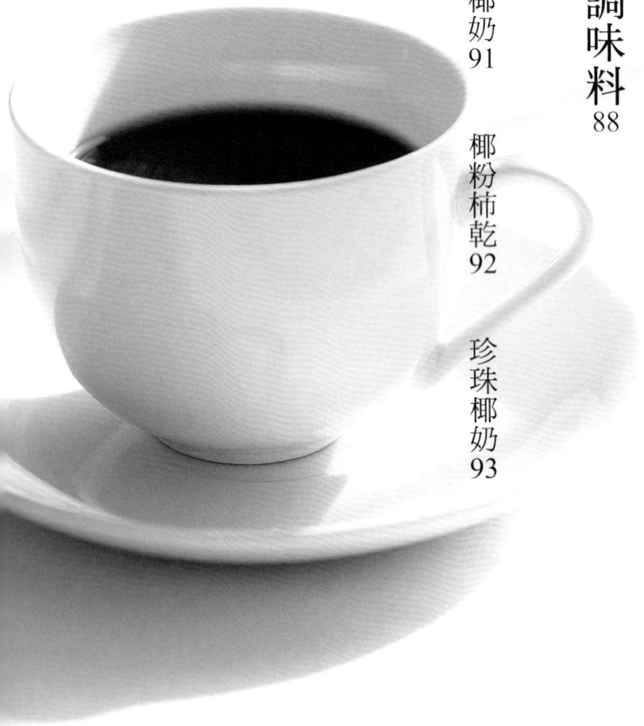

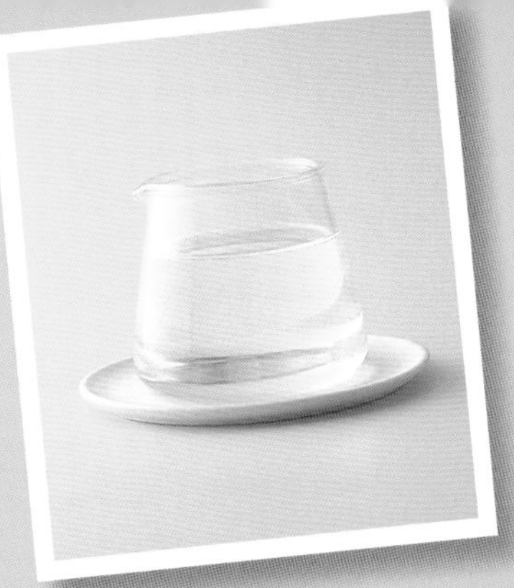

part 1

椰子油為什麼能改善阿茲海默症？

從時鐘的畫法就可以看出！
攝取椰子油後，失智症有了大幅改善！

攝取前一天

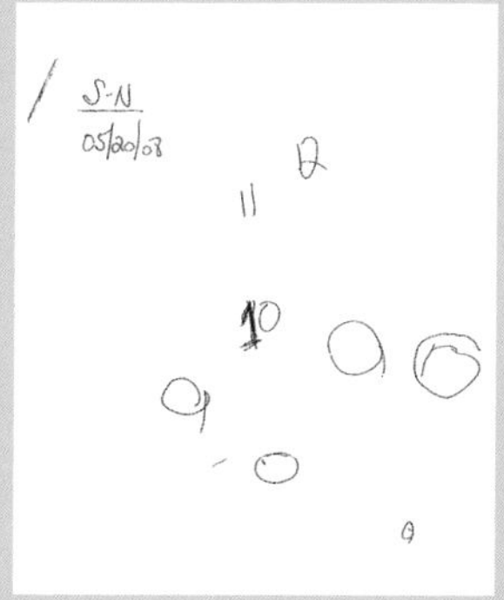

2 週後

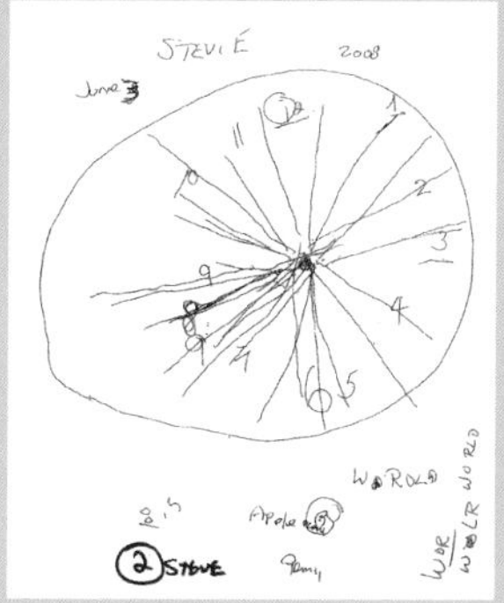

37 天後

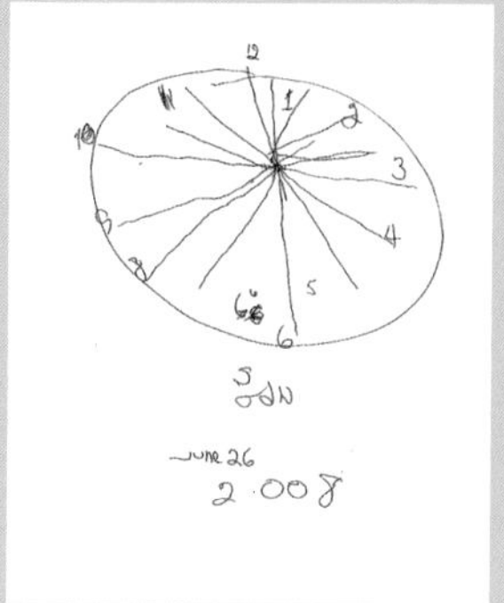

資料來源：《阿茲海默症大幅改善！美國醫師發現的椰子油驚人功效》
（作者瑪麗．T．紐波特）

藉由攝取『椰子油』，阿茲海默症引起的認知功能障礙獲得大幅改善

腦內「老人斑」沉積，引發認知功能障礙的阿茲海默症

現今已經證實，攝取椰子油可以改善阿茲海默症等因腦神經細胞變性，所引起的認知功能障礙。

根據抗老醫學權威，長年研究阿茲海默症的白澤卓二醫師所言，目前阿茲海默症的病因尚未明確，也沒有有效的治療藥物。現在一般開立給阿茲海默症患者服用的「愛憶欣（Aricept）」雖然能緩和症狀，但卻無法阻止病情惡化。

阿茲海默症是在腦內被稱為「β—澱粉樣蛋白」的蛋白質沉積，形成老人斑塊，導致神經細胞變性，腦部萎縮的疾病。β—澱粉樣蛋白會沉積在整個腦部，目前已知尤其在顳葉的沉積量最多。因為顳葉有與記憶能力相關的海馬體，所以短期記憶功能（最近發生的事情的記憶能力）會明顯產生障礙。同時，思考能力和判斷力也會明顯變差，而且辨認時間、地點、人物等的定向感認知能力也會出現障礙。

圖 1　日本失智症高齡者的進展與預測

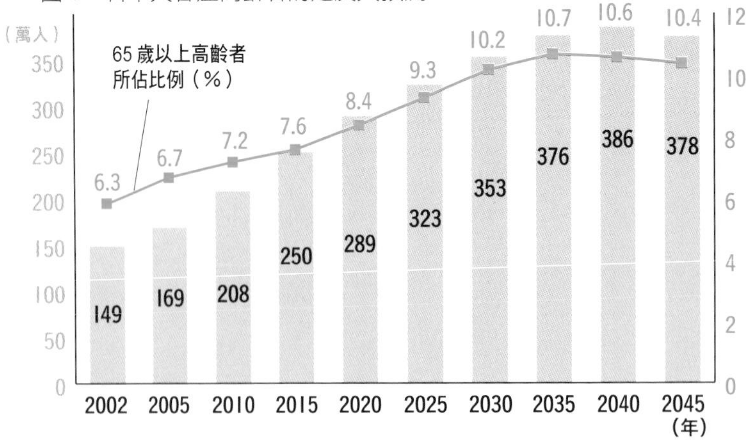

依據日本厚生勞動省的未來預測所製成的圖表。

※ 據台灣國發會預測，民國 145 年台灣失智人數將超過 72 萬人，屆時全台每 100 人中就有 4 位是失智者。

十年後日本失智症患者將達到323萬人

引起失智症的疾病中，出現比例最高的就是阿茲海默症。其他失智症還有腦中風或腦出血的血管性失智症、大腦皮質神經細胞中路易氏體病變的路易氏體失智症。

根據日本厚生勞動省統計，２０１０年日本失智症患者人數為２０８萬人，６５歲以上的高齡者罹患失智症的機率為８～１０％，８５歲增加至約２７％。而且，隨著超高齡化的演進，預估到了２０２０年，失智症人口將會達到約２８９萬人，２０２５年將達到約３２３萬人。

美國醫師利用椰子油改善了丈夫的阿茲海默症

白澤醫師滯留美國期間，接觸了一本書，因而得知椰子油可以改善失智症的症狀。書中內容描述作者讓罹患年輕型阿茲海默症的丈夫食用椰子油後，症狀因此改善。

白澤醫師回國後，立刻監修出版這本書的日語版《阿茲海默症大幅改善！美國醫師發現的椰子油驚人功效》（作者：瑪麗・Ｔ・紐波特）。

這本書的作者紐波特醫師是小兒科醫師，她一邊照顧罹患年輕型阿茲海默症的丈夫，一邊關注新藥的實驗治療狀況，打算讓丈夫接受治療。有一次紐波特醫師上網蒐集新藥實驗治療資訊時，偶然發現生技創投公司Accela以取得ＦＤＡ認證許可為目標的「ＡＣ－１２０２」中鏈脂肪酸（ＭＣＴ）的實驗治療結果。因而得知，中鏈脂肪酸在天然食品店或透過網路就能輕易買到，而且還徹底調查出中鏈脂肪酸

圖2
引發失智症
的疾病

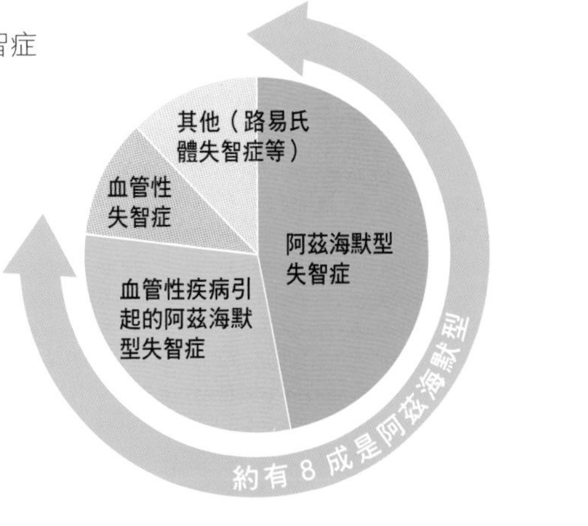

YOKOTA O、其他：依據 Eur J Neurol, 12:782-790.2005 資料製成的圖表

是椰子油或棕櫚油的萃取物。

每天攝取椰子油，現在已經成功阻止病情惡化

紐波特醫師趕緊買了椰子油，加在早餐的燕麥片裡，讓丈夫食用。

攝取前一天，紐波特醫師的丈夫史蒂夫先生做的失智症檢查「簡易智能量表」（ＭＭＳＥ）分數是１４（滿分為３０分），但攝取椰子油後過了4小時再做檢查，分數竟然上升至１８分。從那天開始，紐波特醫師每天早、午、晚三餐讓史蒂夫先生飲用2大匙半的椰子油。2個月後史蒂夫先生會話能力變好了，原本缺乏活力的表情也恢復神采奕奕，症狀明顯有了大幅改善，現在已經成功阻止阿茲海默症所引起的認知障礙惡化。

至於椰子油為什麼能改善阿茲海默症引起的認知障礙，下一個單元將針對原理詳細解說。

- β-澱粉樣蛋白會導致腦神經細胞變性
- ２０２５年日本失智症患者將增加到約３２３萬人！
- 攝取椰子油後，失智症狀獲得改善

中鏈脂肪酸在肝臟被分解產生的酮體，能轉換為腦部能量來源

一旦罹患阿茲海默症，就無法正常使用葡萄糖做為能量來源

阿茲海默症的記憶障礙、定向感障礙、判斷力變差、失語（溝通障礙）、四處徘徊、言語粗暴等症狀，皆是因為腦神經細胞障礙所致。

一般說來，神經細胞是以葡萄糖（血糖）為能量來源。一旦罹患阿茲海默症，就會無法正常使用葡萄糖。換言之，就是神經細胞處於「缺氧」的狀態，於是出現各種認知障礙症狀。而無法正常使用葡萄糖也是糖尿病患者的共同病徵，因此阿茲海默症又被稱為「第三型糖尿病」。

酮體能代替葡萄糖，成為神經細胞的能量來源

神經細胞的能量來源並非只有葡萄糖而已。中鏈脂肪酸（MCT）在肝臟所分解產生的酮體也能做為能量來源。也就是說，即使無法正常使用葡萄糖，但只要有酮體存在，神經細胞就不會出現障礙。

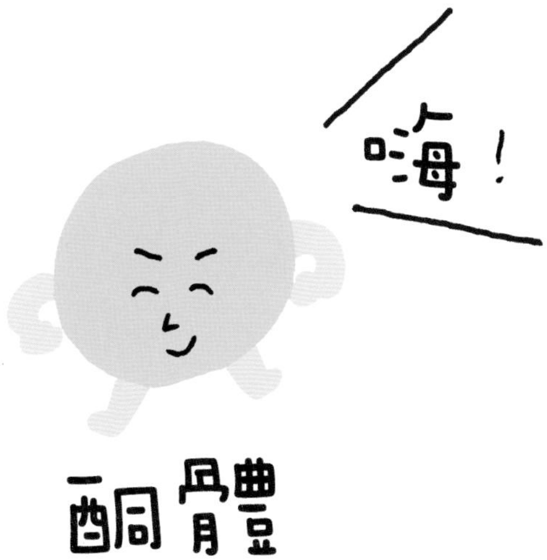

白澤醫師說：「至今都沒有醫師或研究人員注意到這件事。因美國Accela公司將中鏈脂肪酸做為阿茲海默症治療藥物，進而發現可以從椰子油攝取到中鏈脂肪酸分解後產生的酮體的紐波特醫師，可說是阿茲海默症患者及家屬的救星。」

酮體不只對阿茲海默症有療效而已。對與阿茲海默症一樣，因神經細胞變性所引起的帕金森氏症、癲癇、肌萎縮性脊髓側索硬化症（漸凍人症）等，也能發揮改善效果。紐波特醫師也收到來自亨丁頓舞蹈症、多發性硬化症、躁鬱症患者或其家屬的來信，表示患者服用椰子油後症狀獲得了改善。

中鏈脂肪酸在肝臟被分解，變成酮體

雖說酮體能改善阿茲海默症的認知障礙，但大家對於酮體可能不是很瞭解，因此在這裡稍作說明。

「大家對於酮體的印象並不好。因為它被稱為是糖尿病併發症『糖尿病酮酸血症』的導因物質，恐會威脅性命。但現已證實，酮體其實能發揮各種益處。」

圖 1　在肝臟的葡萄糖、酮體形成結構

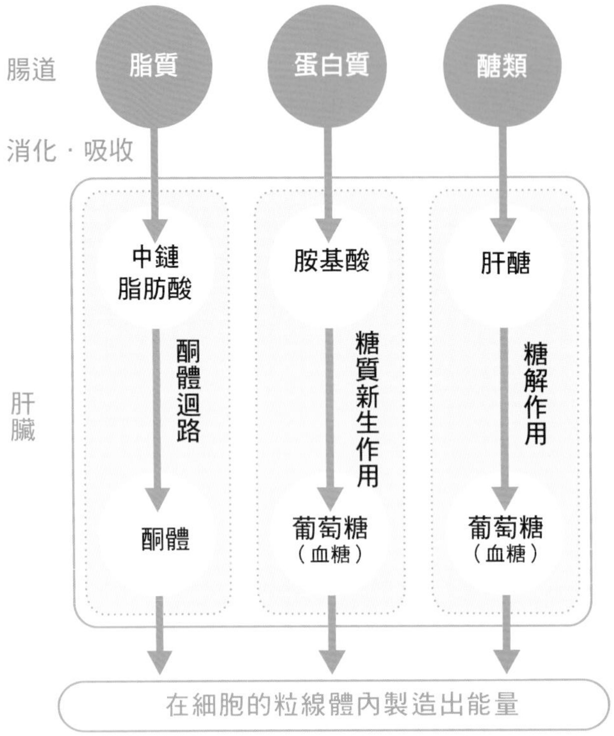

脂質被腸道吸收時，分解成脂肪酸，並運送至肝臟。脂肪酸中的中鏈脂肪酸在肝臟中又被分解成酮體。

酮體的β－烴丁酸能代謝能量，活化神經細胞

酮體不僅可取代葡萄糖，成為能量來源，還能預防老化，這個原理後面會再詳述。

碳水化合物（醣類）、蛋白質、脂質是三大營養素，會在肝臟被分解，轉換成能量來源使用。如圖1所示，肝臟有各種不同的能量迴路在運作。脂肪被腸道吸收，分解為脂肪酸後，運送至肝臟。以下話題也是容後待述，在此先知道脂肪酸會因碳數不同，分成短鏈脂肪酸、中鏈脂肪酸、長鏈脂肪酸三類。其中的中鏈脂肪酸會加入肝臟的酮體迴路，被分解為酮體，成為能量來源。

酮體是乙醯乙酸、β－烴丁酸、丙酮的總稱。其中能被當成能量來源使用的是β－烴丁酸。目前已知β－烴丁酸所製造的能量比葡萄糖製造的能量更多。

進入神經細胞的酮體會被送入細胞內部能量生產工廠──「粒線體」，在各種酵素的作用下，轉換為能量物質ATP（腺苷三磷酸）（此機制稱為檸檬酸迴路），能提供神經細胞能量，改善認知障礙。

- 因腦神經細胞處於「缺氧」狀態，導致認知功能障礙
- 酮體能成為神經細胞的能量來源
- 中鏈脂肪酸在肝臟被分解為酮體

源自植物性飽和脂肪酸
中鏈脂肪酸能拯救阿茲海默症

飽和脂肪酸有短鏈、中鏈、長鏈三種

對各位來說，中鏈脂肪酸可能和酮體一樣，都是較為陌生的名詞。

脂肪酸是中性脂肪、膽固醇、磷脂質的主要構成成分，由碳（C）、氫（H）、氧（O）所組成。脂肪酸可分為兩大類，碳原子因氫原子結合而呈現飽和狀態者，稱為飽和脂肪酸（不含雙鍵），以及碳原子之間彼此雙鍵結合者，稱為不飽和脂肪酸。

飽和脂肪酸中會因碳數的不同，再分為短鏈脂肪酸（C是2個、4個、6個）、中鏈脂肪酸（C是8個、10個、12個）、長鏈脂肪酸（C是14～24的偶數）三種。

阿茲海默症救星的中鏈脂肪酸，是一般被大家公認惡質飽和脂肪酸的一種。

「飽和脂肪酸是導致肥胖、動脈硬化的因子，因此許多人認為它是『惡質』脂肪酸。可是，將飽和脂肪酸全部歸類為惡質脂肪酸，其實是錯誤的說法。因為也有

表1　主要脂肪酸的分類

	碳數		碳數	脂肪酸名稱	主要食品
飽和脂肪酸	短鏈		2	酪酸	醋等
			4	醋酸	奶油等
			6	己酸	
	中鏈		8	辛酸	牛奶、母奶、**椰子油**、棕櫚油
			10	癸酸	
			12	月桂酸	
	長鏈		14	肉豆蔻酸	**椰子油**、棕櫚油
			16	棕櫚酸	廣泛分布於動植物中
			18	硬脂酸	廣泛分布於動植物中
不飽和脂肪酸	單元		18	油酸	橄欖油、菜籽油外，也廣泛分布於動植物中
	多元	n-6	18	亞麻油酸	玉米油、棉籽油、大豆油等，廣泛分布於動植物中
		n-3	18	次亞麻油酸（α-次亞麻油酸）	亞麻仁油、荏胡麻油等
			20	EPA（二十碳五烯酸）	鮪魚、鯖魚等青魚類
			22	DHA（二十二碳六烯酸）	鮪魚、鯖魚等青魚類

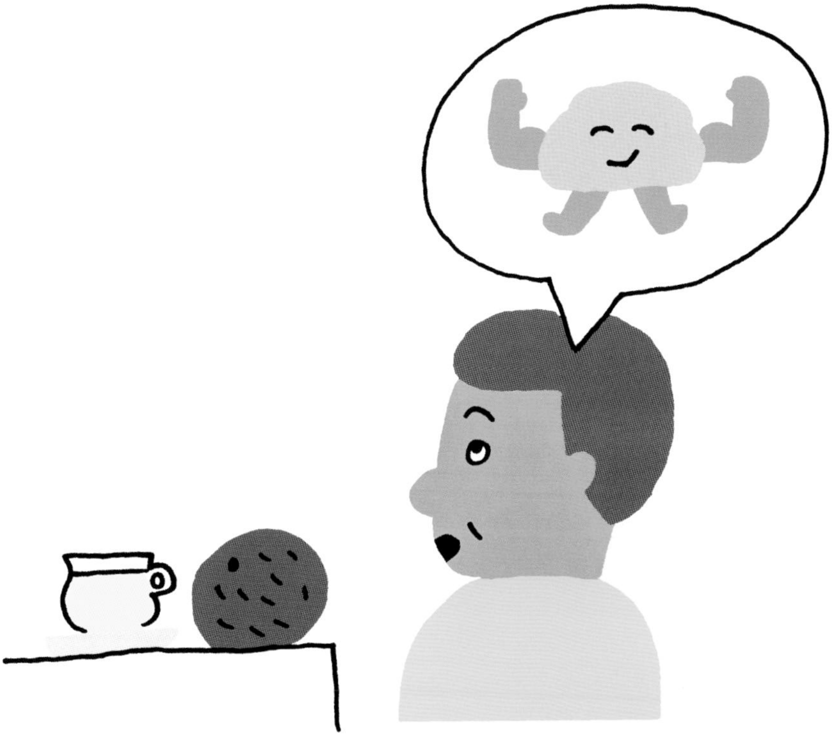

像中鏈脂肪酸這樣『優質』的飽和脂肪酸。」

白澤醫師指出，雖然同樣都是飽和脂肪酸，但是中鏈脂肪酸與短鏈脂肪酸、長鏈脂肪酸的功用截然不同。

中鏈脂肪酸會馬上被代謝掉，不容易變成中性脂肪

腸道在消化、吸收中鏈脂肪酸時，不需要借助消化酵素的力量，所以會比長鏈脂肪酸，以快約４倍的速度被吸收。而且中鏈脂肪酸被能量代謝掉的速度也比長鏈脂肪酸快１０倍，不容易轉換為害人發胖的「中性脂肪」。

肉類或魚類、奶油等乳製品的動物性飽和脂肪酸中大多是短鏈脂肪酸或長鏈脂肪酸。而另一方面，椰子油等的植物性飽和脂肪酸中則多是中鏈脂肪酸。

椰子油所含的脂肪酸並非全是中鏈脂肪酸，但約有６０％是中鏈脂肪酸，因此能夠有效轉換為酮體。中鏈脂肪酸因碳數不同，分為辛酸（Ｃ８）、癸酸（Ｃ１０）、月桂酸（Ｃ１２），

而其中以C8的辛酸轉換為酮體的效率最佳。

經過無數次的臨床試驗已證實，酮體可以成為神經細胞的能量來源

以人體為對象的中鏈脂肪酸和酮體臨床試驗已經進行過好幾次，每次的實驗都有很好的成果。在科學方面已經可以證明，酮體能成為阿茲海默症等已經產生病變的神經細胞的能量來源。

根據之前提及紐波特醫師書中的內容，以AC－1202所謂MCT（中鏈脂肪酸）油通過美國FDA認證申請許可為目標的Accela公司綜合研究部長塞爾．亨德森博士（Dr.Samuel Henderson）所做的臨床試驗中，以輕度阿茲海默症患者為對象，讓患者每天攝取20公克的AC－1202，45天內評估阿茲海默症基準簡易智能量表結果顯示，失智症狀獲得了明顯的改善。

- 椰子油富含中鏈脂肪酸
- 植物性飽和脂肪酸多為中鏈脂肪酸
- 酮體會迅速被能量代謝掉，不會囤積在體內

活用椰子油和MCT油特性的攝取方式最好

椰子油是壓榨椰子果仁，所萃取出的油類

想讓血液中酮體含量增加，除了攝取椰子油外，攝取前一篇中臨床試驗所提到的MCT（中鏈脂肪酸）油也是一種方法。白澤醫師指出，如果想要有效將酮體提供給神經細胞的話，先瞭解這兩款油的特性，並且分開攝取是重點。接下來就請白澤醫師分別解說椰子油和MCT油的特性。

「椰子油是壓榨椰子果仁，所萃取出的天然油。保留了油本身原有的香甜味，並有在氣溫25℃以上時呈現清澈液體狀，溫度在25℃以下時會凝固的性質。其香氣會因椰子種類或製造方法不同而略有差異，但味道不會很濃烈，散發一股微甜的香氣。」

椰子油中也含有中鏈脂肪酸以外的飽和脂肪酸和不飽和脂肪酸。表1是初榨椰子油所含的脂肪酸比例，很明顯地，含量比例最高的脂肪酸就是中鏈脂肪酸。

表1　初榨椰子油的脂肪酸構成比例

脂肪酸	比例(％)
己酸（C6）	0.1～0.4
辛酸（C8）	3.0～10.0
癸酸（C10）	5.0～9.0
月桂酸（C12）	45.0～50.0
肉豆蔻酸（C14）	15.0～21.0
棕櫚酸（C16）	8.0～10.0
硬脂酸（C18）	0～4.0
油酸（C18）	5.0～12.0
亞麻油酸（C18）	0～2.0

C8至C12為中鏈脂肪酸
＊C為碳，碳數愈多，脂肪酸的鏈就愈長。

資料來源：cocowell手冊

只單純以中鏈脂肪酸為原料，產品種類多樣化的MCT油

MCT油是從椰子油萃取出辛酸（C8）和癸酸（C10），將兩者經人工混合後，製成只含中鏈脂肪酸的油。MCT油可以迅速被腸道吸收，且快速在肝臟分解為酮體，做為能量被利用。若從獲得等量酮體的角度來看，因MCT油不含其他種類的脂肪酸，攝取量會比椰子油攝取量少，卻可以得到相同量的酮體。如果兩者攝取量相同，攝取MCT油後，血中酮體量會比攝取椰子油後略高。不過，比起椰子油，MCT油比較容易導致腹瀉，因此必須多試幾次才能知道適合自己的攝取量是多少。

MCT油也有粉末類型，可依據料理不同，分別使用油或粉末型。

血中酮體達到高峰的時間、滯留血液裡的時間皆不同

椰子油和MCT油除了構成成分不同外，彼此的特性也不同。

「就血中酮體量而言，MCT油會比椰子油略高，除此之外，兩者在血中達到高峰的時間、存在於

圖 1　椰子油和 MCT 油在血液中的特性（以史蒂夫先生為例）

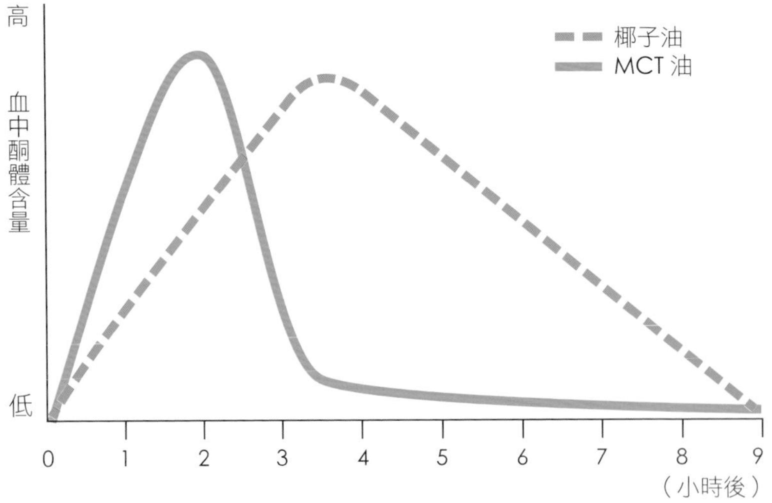

史蒂夫先生在攝取椰子油後約 3 個小時，血中酮體量達到最高峰，7 ～ 8 小時後，血中酮體量恢復平常數值。而攝取 MCT 油後大約 1 個半小時血中酮體量達到最高峰，3 個小時後恢復平常數值。依據兩種油類的特性，讓血中酮體量持續維持在一定的範圍是關鍵。

血液裡的時間也不同。」（白澤醫師）

相較於MCT油，椰子油達到巔峰的時間雖然會因每個人的代謝速率不同而有差異，無法以一概全，不過一般說來，攝取椰子油後3小時左右，血中酮體量會達到高峰。而MCT油則只需1個半小時，血中酮體量就會達到高峰。此外，血中酮體量恢復平常數值的速度也是MCT油比較快。

以紐波特醫師的丈夫史蒂夫先生為例，他在攝取MCT油後，大約1個半小時，血中酮體含量達到高峰，過了3個小時後，就恢復到平常的數值。另一方面，若是攝取椰子油的話，大約過了3個小時，血中酮體含量達到高峰，經過7～8小時候，才恢復平常的數值。

重點在於讓血中酮體含量維持在一定的範圍內

如何掌握椰子油和MCT油的特性，聰明攝取的方法，白澤先生給了以下的建議：

「當腦神經細胞無法獲得酮體時，就會出現認知障礙的症狀。因此，務必要讓血中酮體含量數值維持在一定的範圍。從這個意思來看，或許血中酮體滯留時間長的椰子油是最佳選擇。但我有更好的方法，就是將血液中酮體量上升速度快的MCT油和血中酮體滯留時間長的椰子油組合攝取。」

紐波特醫師為了讓血中酮體量長時間維持在較高的數值，經過不斷地反覆試驗，最後得到的結果是每餐攝取椰子油3小匙（15ml）、MCT油9小匙（45ml）。

因為每個人的生活型態、體質、失智症狀程度都不相同，請找出最適合自己的攝取方法，讓血液中酮體量不要枯竭。

- MCT油的脂肪酸只有中鏈脂肪酸
- MCT油能讓血液中酮體量快速上升
- 重點在於讓血液中酮體量保持在一定數值範圍內

攝取了中鏈脂肪酸後，其他種類的油該如何攝取？

減少短鏈脂肪酸、長鏈脂肪酸的攝取量，調整熱量的攝取

雖然椰子油富含的中鏈脂肪酸能夠快速被能量代謝掉，不易轉換為中性脂肪，但是1g的熱量約為9大卡，與其他類脂肪酸無異。因此，攝取了椰子油或MCT油後，就必須減少其他油類的攝取量。

飽和脂肪酸攝取過量，會提高阿茲海默症發病的風險

首先應該減少的是肥肉、奶油等乳製品，降低動物性脂肪中含量較多的短鏈脂肪酸和長鏈脂肪酸的攝取量。這些飽和脂肪酸會導致血液中的血小板凝結，使得血液黏稠度提高，造成血流停滯。

此外，膽固醇和中性脂肪是在肝臟合成。當血液裡壞膽固醇（LDL）過度增加，會引起動脈硬化。而且壞膽固醇會因活性氧而導致身體氧化，加速老化。

現在已經證實，動物性飽和脂肪酸與阿茲海默症發病有關。在美國芝加哥市以65歲以上的健康高齡者為對象，進行長達約4年的飽和脂肪酸攝取方式追蹤調查。結果發現飽和脂肪酸攝取愈多的人，愈容易罹患阿茲海默症。與攝取量較少的人相比，攝取量多的人的發病風險高達2・2倍。由此可知，我們應該盡量避免攝取動物性飽和脂肪酸。

不飽和脂肪酸的缺點是不耐熱，容易氧化

那麼，也需要減少不飽和脂肪酸的攝取量嗎？

「飽和脂肪酸被視為是壞的油，而植物油中富含的不飽和脂肪酸則被認為是預防生活習慣病的救星。然而，任何團體裡只要有好人，就會有壞人。又好比一個人會有優點和缺點，不飽和脂肪酸有好的一面，當然也有壞的一面，希望大家能先瞭解這一點。」

白澤醫師的這一番話，等於是對無條件認為不飽和脂肪酸是好油的普世觀念投下一顆震撼彈。

不飽和脂肪酸是依碳原子的雙鍵結合數目不同，再分為單元不飽和脂肪酸和多元不飽和脂肪酸。

單元不飽和脂肪酸包含被稱為n－9的油酸等。另一方面，多元不飽和脂肪酸則有n－3和n－6兩種。n－3中有DHA、EPA、α次亞麻油酸，n－6則有亞麻油酸、γ次亞麻油酸、花生四烯酸。

不飽和脂肪酸能降低血中膽固醇濃度，可以有效預防血栓等生活習慣病。但它的缺點是容易氧化。不過，橄欖油較不易氧化，比較適合加熱烹調。

n－6攝取過量，會導致動脈硬化和過敏性疾病

不飽和脂肪酸會引起問題的是n－3和n－6的平衡。n－3能讓細胞膜變柔軟，停止發炎；n－6則會讓細胞膜變硬，引起發炎反應，兩者的作用正好相反。

「如何均衡攝取這兩種不飽和脂肪酸非常重要，如果n－3比例為1，n－6的比例則以2～4最適宜。過去傳統的日式飲食生活其實很符合這個標準，但後來因為受到飲食西化的影響，現在日本人攝取n－3：n－6的比例約為1：10，容易在血管中造成發炎，引發動脈硬化。在攝取不飽和脂肪酸

圖 1　不飽和脂肪酸的種類及特徵

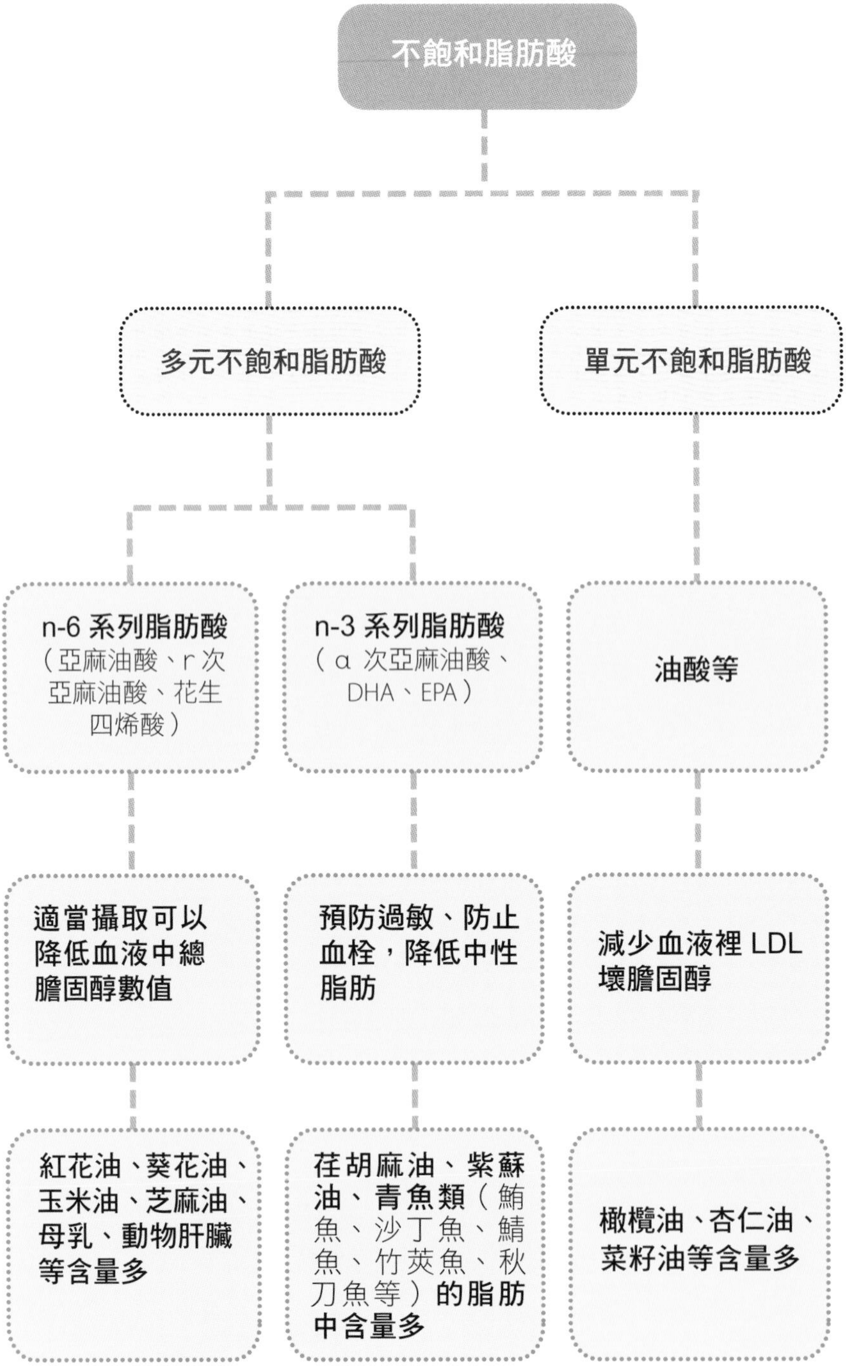

重點是 n-3 和 n-6 必須均衡，n-6 攝取過量會增強發炎反應，容易引起動脈硬化、高血壓、過敏性疾病。此外，也是導致大腸癌和乳癌等癌症的危險因子。

時，請以荏胡麻油、紫蘇油、竹莢魚或沙丁魚、秋刀魚、鯖魚等青魚類為主，n－6含量多的玉米油、紅花油、芝麻油等，則要極力減少攝取。」

- **中鏈脂肪酸以外的飽和脂肪酸要減量攝取**
- **動物性飽和脂肪酸是導致阿茲海默症的危險因子**
- **不飽和脂肪酸最重要的是n－3和n－6必須攝取均衡**

能消除阿茲海默症危險因子之一的肥胖問題？

攝取中鏈脂肪酸不會導致肥胖嗎？

大家都知道肥胖是導致阿茲海默症的危險因子之一，因此，為了改善及預防阿茲海默症，減肥是必須的。

可是，攝取中鏈脂肪酸的油脂，會不會反而成為肥胖的原因呢？確實，相對於1g的醣類或蛋白質的卡路里約為4大卡，1g中鏈脂肪酸的油脂則約為9大卡，熱量較高。

「如我前面所言，中鏈脂肪酸會馬上被腸道吸收，進入肝臟的酮體迴路，分解出酮體。當酮體釋放至血液裡，就會立刻被腦神經細胞、肌肉、心肌（心臟肌肉）等需要消耗大量能量的部位所利用。不同於其他的飽和脂肪酸，中鏈脂肪酸不容易轉換為中性脂肪，囤積在脂肪組織裡。」

白澤醫師認為，基於中鏈脂肪酸的特性，並不需要擔心攝取中鏈脂肪酸會變胖。除此之外，中鏈脂肪酸還有減少囤積在脂肪組織裡中性脂肪數量的作用。有多項研究報告指出，將食用油換成椰子油後，一年內體重減了好幾公斤。因為椰子油是油類，可以潤滑腸內的糞便，解決減肥大敵的便秘問題。

碳水化合物攝取過量才是導致肥胖的首要原因

白澤醫師指出，碳水化合物（醣類）是導致肥胖的首要原因。

「飲食生活富足的現代人幾乎都有『嗜糖成癮症』。以前醣類的補充來源，以飯類等主食為主，現在除了吃飯、麵包、烏龍麵，還加上甜點等醣類來源，可以說是生活在讓人發胖的飲食環境裡。前幾天我漫步在東京車站的地下街，發現幾乎所有都是賣便當、甜點等碳水化合物食品為主的店。可以看出現代人很明顯就是碳水化合物攝取過量。

想消除阿茲海默症危險因子的肥胖問題，最快速見效的方法就是限制醣類的攝取。」

改善可能會導致阿茲海默症的不良飲食生活習慣

因遺傳所導致阿茲海默症的比例只有個位數百分比，關於這點會於後面的單元詳述。阿茲海默症大多是生活習慣所致，尤其是與飲食生活息息相關的肥胖等危險因子才是發病首因。也就是說，任何人都有可能罹患阿茲海默症。但如果反向思考，只要矯正、改善飲食生活的話，就可以降低阿茲海默症的發病率。

紐波特醫師說：「飲食生活是自己能夠控制的。」她說自從史蒂夫先生罹患年輕型阿茲海默症後，兩人便努力不碰速食食品、零嘴點心等加工食品，改換成以天然食品為主的飲

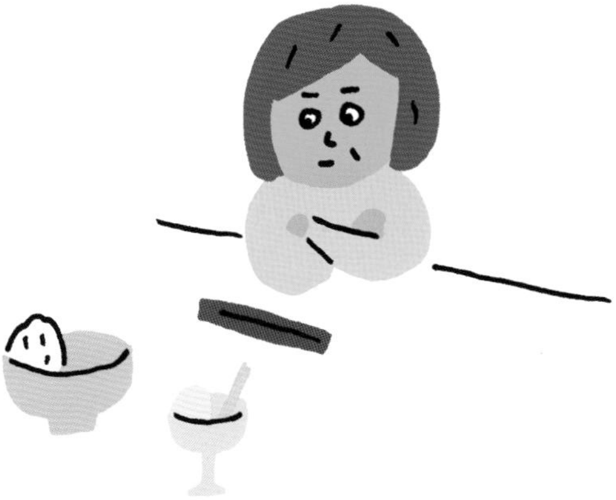

預防阿茲海默症的 7 要件

1 限制醣分攝取

2 每餐吃七分飽

3 多吃青魚類

4 每餐要攝取蔬菜和水果

5 控制鹽分攝取

6 養成適當運動的習慣

7 馬上戒煙

食生活。另外，每次購買加工食品時，一定會確認食品成分標示，確認有無添加反式脂肪、高果糖玉米糖漿等會危及身體健康的化學物質。自從這麼做以後，讓原本也有點胖的紐波特醫師自己也成功瘦下來。

審視每日的飲食內容，力行杜絕肥胖的飲食生活

如果您因為看了本書而開始進行椰子油飲食療法，請你除了檢視阿茲海默症患者的每日飲食外，也希望能重新審視包含您在內所有家人至今每天的飲食內容，力行更健康的飲食生活。

在part3的食譜單元，會介紹使用椰子油做的料理和甜點、蔬果汁等，也會介紹與椰子油很搭的調味料及「活化腦功能的食材」等。請善加利用這些食譜和知識，為阿茲海默症患者及所有家人維持健康，並預防肥胖找上門。

● 攝取椰子油體重會減輕
● 椰子油有減少中性脂肪的效果
● 盡量避免使用加工食品的飲食生活

椰子油能將酮體供應給神經細胞，也有攝取後立即見效的案例

改善成效、速度會因患者各種因素而有所差異

白澤醫師每次出席以椰子油和阿茲海默症為主題的演講時，都會被問到：「開始攝取椰子油後，要多久才能改善失智症狀呢？」

這時候白澤醫師就會舉紐波特醫師的丈夫和自己的患者為例，告訴聽眾：「因為阿茲海默症患者與被診斷出的年齡、神經細胞受損程度、受損部位或範圍等各種因素都有所關聯，所以無法一言蔽之。不過，也有不少例子像紐波特醫師的丈夫那樣，在攝取椰子油的當天，症狀就獲得明顯改善。」

要有耐心、不要放棄，持之以恆最重要

如果神經細胞已經凋亡，就另當別論，但如果是「缺氧」狀態的話，只要供應酮體，神經細胞就會復活，即使攝取椰子油當天症狀就改善，也不足為奇。

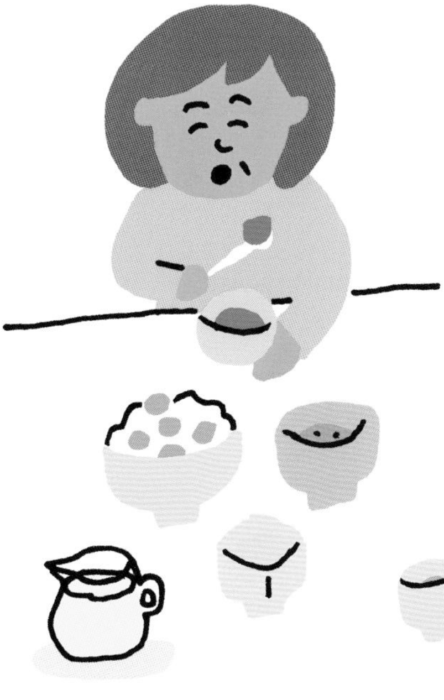

因為每個人狀況不同，有人要花好幾個月慢慢改善，也有的人一攝取立刻見效，症狀不再惡化。總而言之，要有耐心，不要放棄，一定要持之以恆。

也有些人的肝臟無法將中鏈脂肪酸分解為酮體

很遺憾地，也有攝取了椰子油或MCT油，失智症狀仍繼續惡化的案例。

原因之一可能是患者的肝臟無法將中鏈脂肪酸分解為酮體。在這種情況下，因為酮體無法送抵神經細胞，失智症狀就會持續惡化。

肝臟能否將中鏈脂肪酸分解為酮體，透過抽血檢查，檢測血中酮體量就能知道答案。不過，這項檢查台日健保皆不給付，但是檢查費不高，可自費檢測。

攝取椰子油較難出現效果的人

① 無法製造酮體的人

② 擁有ApoE4遺傳基因的人

擁有ＡｐｏＥ４遺傳基因的人，改善的可能性較低

另一個原因是，擁有阿茲海默症高危險基因「ＡｐｏＥ４」的人（ＡｐｏＥ４＋）。ＡｐｏＥ４＋的人如果發病的話，多半是年輕型阿茲海默症。

如果是ＡｐｏＥ４＋患者，可能神經細胞已經全部凋亡，或是即使尚未全部凋亡，但也無法利用酮體的狀態。

然而，紐波特醫師的丈夫史蒂夫先生雖然是ＡｐｏＥ４＋患者，卻在攝取椰子油後立刻見效。因此就算是ＡｐｏＥ４＋患者，也請不要放棄。

在紐波特醫師的書中，針對「如果阿茲海默症患者是ＡｐｏＥ４＋的情況，還是可以嘗試飲食療法（攝取椰子油）嗎？」的問題，紐波特醫師的回答是肯定的「Ｙｅｓ」。

紐波特醫師的回答是根據Accela公司的臨床實驗結果，發現雖然實驗中全組ＡｐｏＥ４＋患者的情況未獲改善，但是若分別觀察每個患者的情況，確實有人的簡易智能量表成績變好了。

無法用藥物改善的阿茲海默症，藉由食用椰子油就能有改善的可能性，既然如此，不管狀況如何，這個方法難道不也值得一試嗎？

- 椰子油的效果反應會因人而異
- 也有人的肝臟無法將中鏈脂肪酸分解為酮體
- 會提高發病機率的ＡｐｏＥ４＋型的人，改善效果較低

也能預防阿茲海默症！腦神經細胞變性從50歲開始？

腦神經細胞變性會花20年時間慢慢惡化

「我認為阿茲海默症是在50歲至55歲左右開始萌芽。」白澤醫師發表了如此讓人震驚的事實。阿茲海默症雖然是以高齡者為主要對象的疾病，但是其潛藏因子早在中年期就開始悄悄接近了。

被診斷出阿茲海默症的高峰期為70歲至75歲。換言之，腦神經細胞變性是花了20年的時間慢慢在進行。神經細胞掌管理性判斷能力，也是下達維持生命的指令中樞，同時也是過往記憶的儲存區。因為正常運作的神經細胞逐漸減少，最後認不出家人的臉，或是外出散步時找不到回家的路，造成失智症狀持續惡化。

攝取椰子油有預防阿茲海默症的可能性

在餵食白老鼠中鏈脂肪酸的實驗中，得到能提升認知功能的結果。白澤醫師說：「攝取中鏈脂肪酸，至少能夠維持認知功能。」

前面提過，神經細胞一旦死亡，就算攝取椰子油也不會再生。如果希望透過攝取椰子油，改善阿茲海默症的話，前提就是神經細胞處於還活著的「缺氧」狀態。因此，在尚未被診斷是阿茲海默症的階段，藉由攝取椰子油，已經開始變性的神經細胞功能也能獲得改善。

活化負責製造能量的粒線體

白澤醫師指出「就算攝取再多椰子油，讓血液中酮體量增加，如果負責製造能量的粒線體無法正常運作的話，也是毫無意義的」。

在我們的身體構成細胞中，粒線體是負責將葡萄糖（血糖）和酮體轉換為ＡＴＰ（腺苷三磷酸），與氧氣一起燃燒，製造出能量的器官。

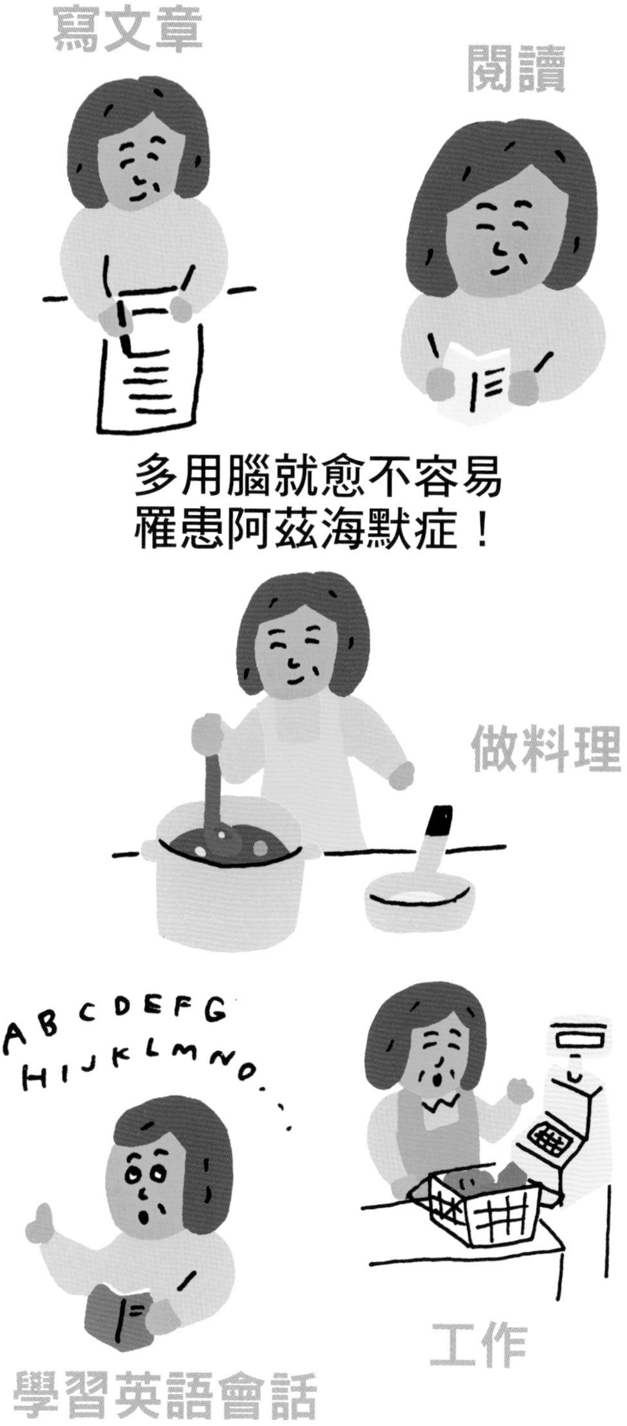
寫文章
閱讀
多用腦就愈不容易
罹患阿茲海默症！
做料理
ABCDEFG
HIJKLMNO...
工作
學習英語會話

愈是經常動腦就愈能預防阿茲海默症

為了讓腦神經細胞的粒線體有效率地運作，就要多動腦。只要經常動腦，就能提升製造能量的功能。此外，肌肉也愈是經常運動，愈能增加最大吸氧量。若是做到這兩點，粒線體就會有效率地製造能量。

根據美國一項以修女為對象的調查報告，有用腦習慣的人，阿茲海默症愈不容易發病。這項調查研究曾對修女們剛進修道院時所寫的作文加以分析。愈是懂得使用複雜文章結構寫作文的人，即使已屆高齡，阿茲海默症也不會發病。由這個結果得知，平常養成用腦習慣的話，比較不容易罹患阿茲海默症。

想預防阿茲海默症的話，就從現在開始攝取椰子油，並且在平常生活中多用腦。

- 阿茲海默症進展期為20年
- 椰子油也有預防失智症的效果
- 多用腦就能提升製造能量的功能

還有抗老效果！將活性氧無害化，防止老化

已經證明酮體能將活性氧無害化

最近不僅已證實酮體能改善失智症，還具有抗老的效果。

美國加州大學舊金山分校的艾立克・巴登（Eric Baden）博士在極具權威性的科學雜誌《SCIENCE》發表了一篇論文，指出構成酮體主要成分的β－羥丁酸能活化將活性氧無害化的酵素（圖1）。

一直以來酮體都被視為壞人，是因為如果第一型糖尿病（分泌胰島素的胰臟細胞壞死引發的疾病）患者體內酮體數值非常高的話，就會併發糖尿病酮酸血症，威脅性命。

然而事實上是為了改善第一型糖尿病的症狀，血液中酮體量才會升高。如果血液中酮體一直維持低下的狀態，應該立刻就會面臨死亡。

能量代謝過程產生的活性氧，會讓細胞氧化，加速老化

為了讓各位瞭解巴登博士這項研究的意義，在此先稍微說明活性氧與老化的關係。

酮體能改善青光眼？

某位青光眼女性患者寫信給紐波特醫師，她說自從看了醫師的書後，就在飲食中加入椰子油，結果發現電腦螢幕的字體變得容易閱讀，明暗對比也更清晰。

日本約有 7 成的青光眼患者眼壓在正常數值內，也就是所謂的正常眼壓青光眼。

除了眼壓，最近發現氧化壓力也是青光眼的發病要因。氧化壓力會導致視神經無法正常使用葡萄糖為能量來源，因而被認為可能導致青光眼發病（青光眼氧化壓力假設理論）。

如果是上述原因的話，酮體就有可能改善正常眼壓青光眼。

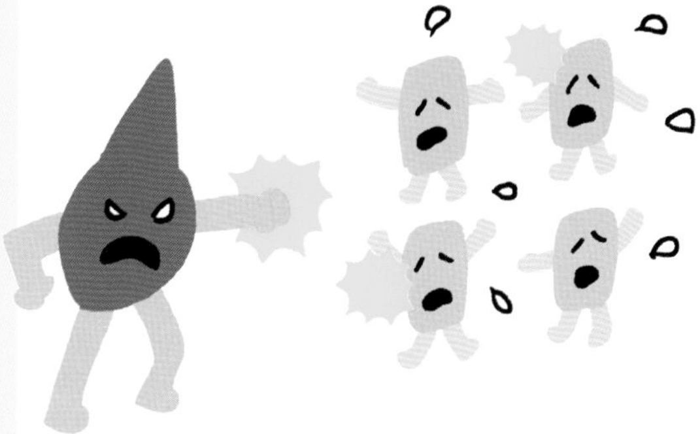

活性氧的氧化壓力會促使細胞老化。

一旦葡萄糖（血糖）或酮體進入細胞內，會因檸檬酸迴路作用，轉換為ＡＴＰ（腺苷三磷酸）。ＡＴＰ會因氧氣而燃燒，製造出能量。能量代謝時所消耗的氧氣幾乎都會被還原為水，只有個位數百分比的氧氣會變成活性氧，處於極度不安定的狀態。不光是能量代謝時會產生活性氧，也會因為紫外線、抽菸、有害物質等，產生活性氧。

活性氧會導致構成生物膜和細胞膜的膽固醇或血液中ＬＤＬ壞膽固醇氧化，變成過氧化脂質，這就是老化的真正因子。

我們人體本來就具備防禦機制，能從氧化壓力中保護自己的身體。而負責防衛機能的就是ＳＯＤ（超氧化物歧化酶）、過氧化氫酶、ＦＯＸＯ３ａ等抗老酵素群。

抗老酵素群會隨著年紀增長而失去活性，漸漸無法抵禦活性氧所造成的氧化壓力。

已證實，酮體能活化抗老酵素群

巴登博士發現，β－烴丁酸能活化體內的抗老酵素群。β－烴丁酸能讓錳ＳＯＤ活性提升約２倍，過氧化氫酶約為２．２倍，ＦＯＸＯ３ａ約為１．５倍。這項研究結果

圖 1　β - 烴丁酸能活化抗老酵素群

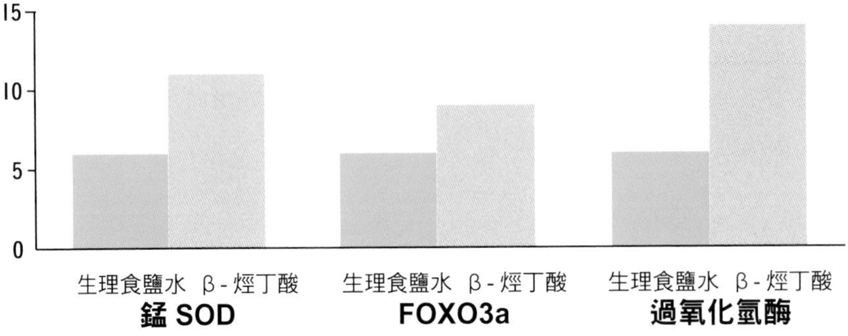

根據《SCIENCE》VOL339,11 JANUARY 2013 製成的圖表

注入酮體主要構成物質的 β - 烴丁酸，與注入生理食鹽水後相比較，結果發現前者的抗老酵素群比後者活化約 2 倍。

是來自於試管內的實驗。

巴登博士為了證明人體體內也會發生這樣的現象，在老鼠體內置入會分泌β－烴丁酸的幫浦，再給予巴拉刈。巴拉刈是會引起氧化壓力，導致死亡的強烈毒性農藥。

實驗結果是老鼠的抗老酵素群活性率上升，細胞構成來源的蛋白質並未氧化。由此證明酮體具有能活化抗老酵素群，將活性氧無害化，進而達到預防老化的效果。

- **「酮體是不好的物質」之說法是明顯的錯誤**
- **活性氧造成的氧化壓力是老化的原因**
- **酮體能活化抗老酵素群，將活性氧無害化**

阿茲海默症是「生活習慣病」?! 從日常生活中剷除造成發病、惡化的危險因子

阿茲海默症的發病與生活習慣息息相關

從遺傳角度來看，患者家屬一定會擔心自己將來是否也會罹患阿茲海默症。據白澤醫師所言，在日本約有3％的阿茲海默症屬於遺傳性。但換個角度想的話，絕大部分的阿茲海默症是因為遺傳以外的因子而造成發病。

加州大學德波拉．威尼斯副教授和克麗絲汀．亞菲教授針對2010年美國國立衛生研究所發表的「關於阿茲海默症和失智症危險因子的全面檢討」進行解析，發表了發病危險因子中有七項是可以獲得改善的推論。

這七項可改善的危險因子為糖尿病、中年高血壓、中年肥胖、憂鬱、運動不足、抽菸、低教育水準。

糖尿病患者或糖尿病高危險群容易罹患阿茲海默症

扣除憂鬱和低教育水準，生活習慣是導致阿茲海默症發病非常大的危險因子。隨著研究日益進步，或許未來會發現阿茲海默症與糖尿病、高血壓是同類型的生活習慣病。

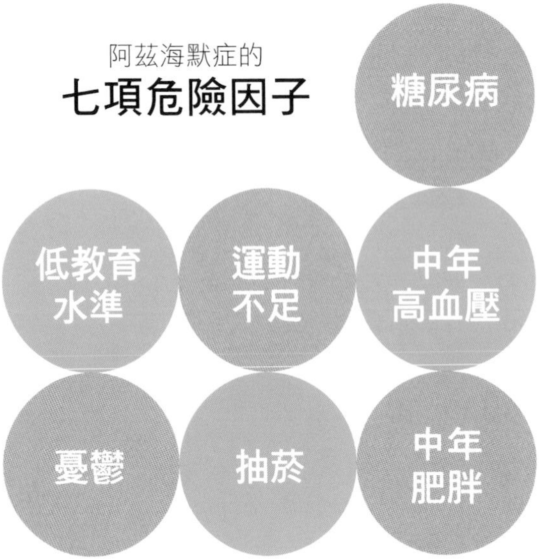
阿茲海默症的
七項危險因子
糖尿病
低教育水準
運動不足
中年高血壓
憂鬱
抽菸
中年肥胖

這項研究推測，當七項發病危險因子降低10～25%時，目前的阿茲海默症患者中，可以預防大約3～9%的人發病。

阿茲海默症又稱為「第三型糖尿病」。事實上在日本調查結果發現，糖尿病患者或糖尿病高危險群較容易罹患阿茲海默症。

血糖值較高會加速「老人斑」形成

日本九州大學的清原裕教授等人，以居住於福岡縣久山町60歲以上未罹患失智症的1017位高齡者為對象，進行長達15年的追蹤調查。

「根據這項調查，發現被診斷為糖尿病（包含糖尿病高危險群）的高齡者，比正常高齡者罹患阿茲海默症的風險明顯較高。」（白澤醫師）

營養均衡的飲食生活是基本原則

不管採取任何飲食療法，如果營養失調的話，注定會失敗。尤其是蔬菜、海藻類等食物中富含的維生素和礦物質，更是調節身體各種機能不可或缺的營養素。此外，粒線體將酮體轉換為ATP（腺苷三磷酸），進行能量代謝的時候，必須要有輔酶Q10、肉鹼（胺基酸的一種）、鎂等營養素。這些成分皆是蔬菜等所含的微量營養素，因此，除了進行限醣飲食之外，也要力求營養均衡的飲食生活。

圖1　全世界七項危險因子減少10%、25%時，可以成功預防阿茲海默症發病的患者人數

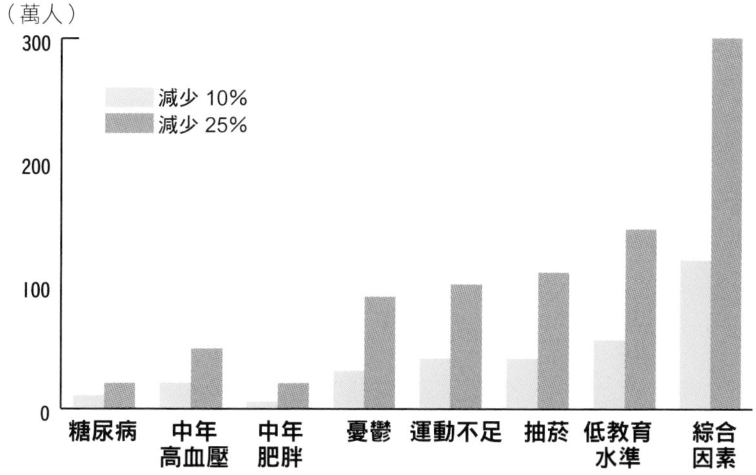

低教育水準
已經證實愈用腦，愈不容易罹患阿茲海默症。高學歷的人從事的工作需要動腦的可能性較高。

此外，診斷糖尿病時進行口服葡萄糖負荷試驗的2小時後血糖值，或空腹血糖值較高的人，發現腦內有許多阿茲海默症的「老人斑」。也就是說，飯後高血糖狀態，會導致神經細胞出現氧化壓力。

更證實了糖尿病發病前有高胰島素血症（血中胰島素濃度高）的人，會促進老人斑形成，也可以說神經細胞無法正常使用葡萄糖，較容易出現老人斑。

改善生活習慣、飲食生活是阿茲海默症預防關鍵

罹患阿茲海默症的人應藉由限醣飲食，抑制血糖值快速上升，並攝取椰子油來提升血液中的酮體量。想預防阿茲海默症除了限制醣分，還要消除危險因子中的運動不足、抽菸、肥胖等問題，尤其是內臟脂肪型肥胖。

圖2　耐糖能力（WHO基準）與阿茲海默型失智症發病機率的關係

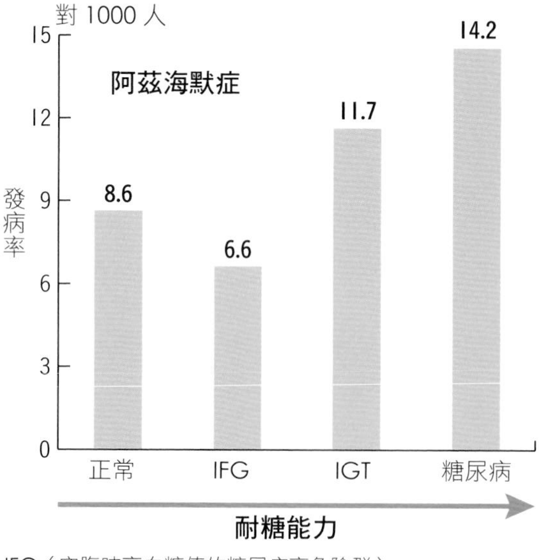

IFG（空腹時高血糖值的糖尿病高危險群）
IGT（口服葡萄糖負荷試驗2小時後數值高的糖尿病高危險群）
九州大學醫學研究院環境醫學領域「久山町研究」

● 糖尿病、高血壓、運動不足等是危險因子
● 糖尿病患者或糖尿病高危險群較容易罹患阿茲海默症
● 持續高血糖狀態，會促進腦神經細胞的老人斑形成

限制醣分能加倍提升酮體的效果

限制醣分攝取能提升血中酮體含量

為了提高血液中的酮體量，讓缺氧狀態的神經細胞將酮體當成能量來源使用，就必須降低血中的葡萄糖濃度（血糖值）。

當我們吃了飯或甜點等，醣分進入體內的狀態下，血中的酮體量幾乎為零。當我們不攝取醣分時，體內有葡萄糖存在的時候，大腦所用的能量來源約有４０％是葡萄糖，６０％為酮體。這樣的情況下，原本缺氧狀態的神經細胞當然就會開始運作，進而改善阿茲海默症。

為了把酮體當成能量來源，並且更有效率的利用酮體，能降低血糖值的限醣飲食是非常有效的方法。

美國有能夠高效率讓血中酮體量上升的營養補充飲品

為了讓神經細胞和肌肉等將酮體（β-羥丁酸）當成能量來源使用，血液中的酮體量必須經常維持在一定的範圍。可是，日常生活中常因外出、外食或忙碌的關係，想要持續攝取椰子油或中鏈脂肪酸非常困難。在美國就有販售適合這種情況下飲用，能夠高效率提升血液中酮體量，讓酮體量維持一定數值的營養補充飲品「阿遜納」（Axona）（添加20公克中鏈脂肪酸油的粉末狀飲品）。

在以持續45天及90天期間飲用阿遜納粉劑的人為對象，測量飲用後2小時體內酮體量的臨床實驗中，證明血液中酮體量明顯上升。阿遜納粉劑是已經獲得FDA（美國食品藥物管理局）認證的「醫療食品」（介於藥物和營養補充食品之間，補充特定疾病必須攝取的營養成分為目的的食品），欲購買服用必須先經過醫師指示。

限醣飲食的內容和營養均衡是問題所在

為了讓腦神經細胞利用酮體作為能量來源，限醣飲食是個好方法。然而，目前市面上與限醣飲食相關的書籍內容中都攝取了過多的動物性飽和脂肪酸，恐怕會導致營養失調。

白澤醫師指出，限醣飲食的內容及品質是問題所在，他提倡注重酮體飲食和限醣飲食品質的「生酮飲食」療法。

何謂能促進酮體生成的ＭＣＴ生酮飲食法？

「生酮飲食是能促進酮體生成，將脂肪當作能量利用的活化酮體迴路飲食法。對於阿茲海默症等

圖 1　MCT 生酮飲食的熱量分配

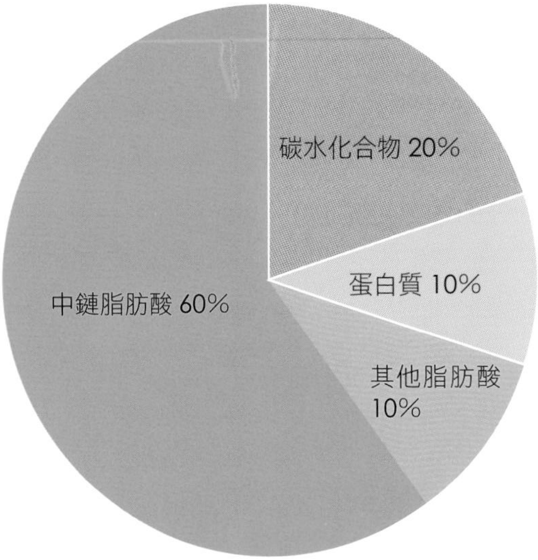

MCT 生酮飲食所攝取的所有熱量中，約有 60% 來自中鏈脂肪酸。想要改善阿茲海默症，最好將 MCT 生酮飲食的中鏈脂肪酸比例視為上限標準。

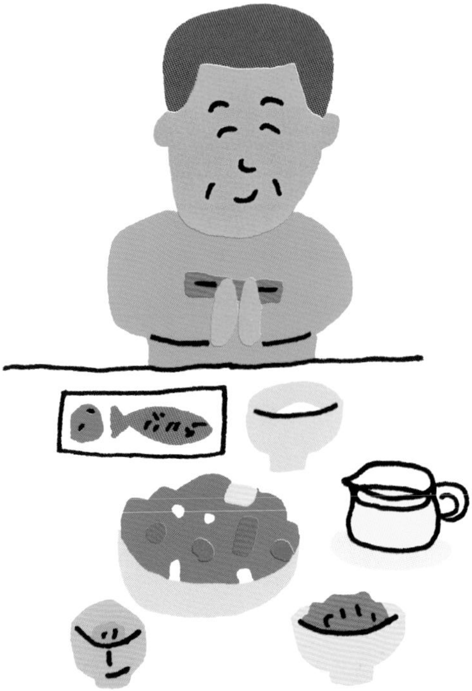

神經細胞變性疾病的患者，我推薦更進步的生酮飲食療法，也就是飲食生活中積極攝取中鏈脂肪酸的『MCT生酮飲食法』。」（白澤醫師）

白澤醫師為了推廣正確的生酮飲食法，成立了「日本功能性飲食協會」，以醫師、營養師、一般人士等為對象，以培育生酮飲食諮詢師為目標。

從每餐2大匙椰子油開始，試著找出適合自己的份量

除了限制醣分攝取外，為了讓血液中酮體量上升，每日的飲食中該攝取多少比例的中鏈脂肪酸比較好呢？

MCT生酮飲食是中鏈脂肪酸的攝取量上限。MCT生酮飲食的脂肪比例約為70％，其中中鏈脂肪酸佔全部能量值（熱量）約60％，碳水化合物約為20％。

不過，許多人一攝取椰子油或中鏈脂肪酸後就會腹瀉，實際攝取的份量因人而異。

建議先從每餐攝取2大匙椰子油開始。如果這樣的份量會引起腹瀉的話，就慢慢減量，找出適合自己的份量。相反地，如果沒有出現腹瀉等症狀時，就一邊觀察失智症狀的改善程度，一邊以MCT生酮飲食法的中鏈脂肪酸攝取比例為上限，慢慢增加椰子油，找出適合的攝取量。

- 醣分一旦攝取過多，血液中酮體量幾乎為零
- 進行醣分限制能提升酮體量
- 每餐攝取2大匙椰子油，觀察情況再做調整

白澤醫師的患者也因為攝取了椰子油，讓失智症症狀大幅改善！

77歲A先生（男性）的實例

有一天，一位失智症患者在閱讀了白澤醫師監修的翻譯書籍《阿茲海默症大幅改善！美國醫師發現的椰子油驚人功效》後，來找白澤醫師看診。

這位患者是77歲的A先生，被診斷為初期的阿茲海默症，主治醫師開立了貼片劑，但是症狀還是一天天惡化。A先生的興趣是跳社交舞，長年以來都有參加活動，但當時已經無法正常跳舞。雖然每個舞步都會跳，但如果配合音樂連著跳時，總是想不起下一個舞步。

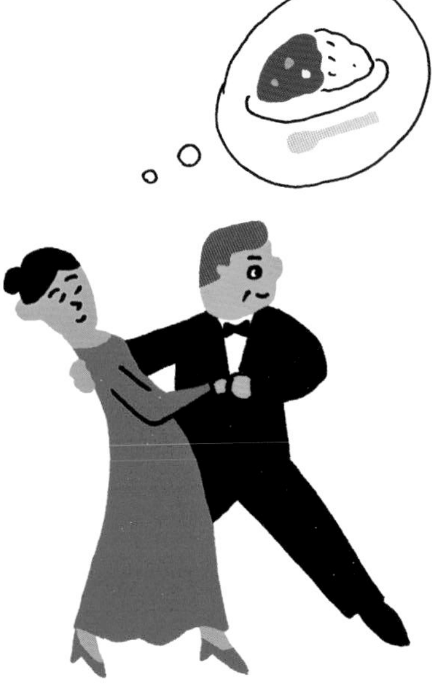

食用加了椰子油的咖哩後，又能正常跳舞了！

A先生抱持著最後一試的心態，接受白澤醫師的指導，開始食用加了椰子油的咖哩。食用後當天他去舞蹈教室跳舞，竟然像作夢般，舞步全部想起來，又能跟以前一樣，跟著音樂一步一步跳起舞來。

這種事雖然讓人難以置信，但是紐波特醫師的丈夫史蒂夫先生在早上吃了椰子油後，下午做了簡易智能量表（MMSE），分數從前一天的14分升高至18分。A先生的例子就跟史蒂夫先生一樣，症狀都獲得了明顯大幅度的改善。

「我認為，A先生的腦神經細胞並沒有壞死。他就是無法正常使用葡萄糖（血糖）作為能量的『缺氧腦』狀態下，獲得酮體的神經細胞又能開始正常運作的典型範例。

對於長年治療阿茲海默症患者的我而言，這是第一次親眼見證到患者獲得如此大幅的改善。」

從言談中，能明顯感受到白澤醫師對於椰子油的效果也非常驚訝。

症狀獲得改善的同時，人也變得積極開朗

本來就愛吃咖哩的A先生自此之後就開始每天吃加了椰子油的咖哩。以前認知功能減退時，情緒也很低落，現在則因為症狀獲得改善，重拾過去的樂觀性格，持續勤練社交舞。

「A先生現在已經沒有服用醫師開的處方藥，這完全沒有問題。許多患者會擔心使用藥物後，症狀沒有改善，反而因為持續服用造成副作用。關於這一點，因為椰子油是食品，不必擔心會有副作用，各位可以積極攝取。」（白澤醫師）

使用椰子油後的感想

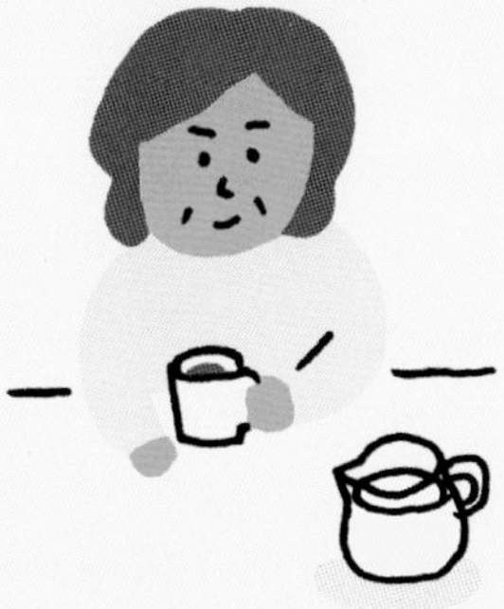

● 我是為了預防失智症而買了椰子油，攝取後過了大約一個小時，感覺頭腦變清晰，真的有效！我也買了送給 75 歲的雙親。
雙親每天早上在蔬菜汁裡加了椰子油飲用，尤其以家父的效果最顯著，網球打得比以前好，身體狀況也變好了。朋友常問他：「你都吃什麼啊？」這時候他都會開心地推薦椰子油。（40 歲女性）

● 我因為不想失智，每次去百貨公司都會連朋友的份一起買，一次買三瓶，當禮物送朋友。想不到開始攝取後，連膽固醇數值也變正常，太神奇了。（70 歲女性）

● 在朋友的推薦下，跟同事一起將椰子油加在咖啡裡飲用。我們常常需要用電腦工作，很傷眼睛，自從攝取椰子油後，大家都說眼睛狀況變好。我有時候還會用椰子油按摩手部，甜香氣味很有療癒效果。（30 歲女性）

● 家母（70 歲）常搞錯白天和晚上，也不曉得自己身處何處，無法分辨時間和空間，被診斷為典型失智症狀，需要看護的指數是 1。我拜託姊姊每天早上讓家母直接用湯匙喝椰子油，或是加進溫熱的可可亞（無糖）裡，份量約是兩大匙。
前幾天接到家母的電話，她說：「我寄了橘子給妳。大概哪一天的幾點就會送達。」電話中家母的聲音、說話方式、內容就跟正常人無異，東西也如她所說，在那個時候送到。我看了包裹，上面的地址和收件人都是家母親筆寫的，總算可以放心了。家母同時也有服用失智症藥物，因為椰子油是食品，不會跟藥起衝突，可以兩者都吃，我想以後還會繼續讓家母攝取椰子油。（40 歲女性）

採訪協助／ COCOWELL,Brown Sugar Fisrt

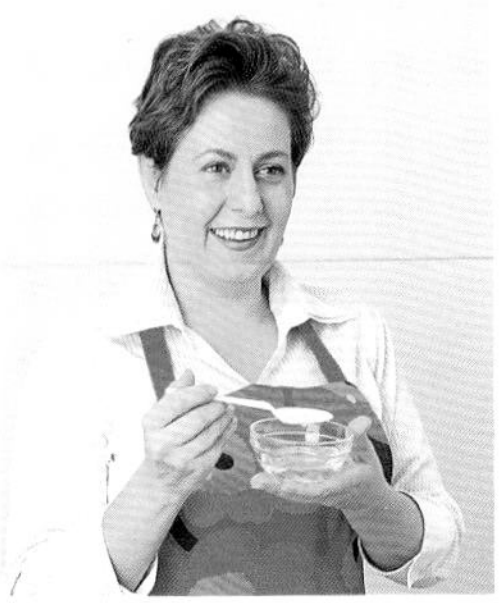

以抗老研究專家的身分，發表各種相關資訊。「隨著年紀增長，逐漸明白想要擁有健康與美麗，天然食物比任何藥物更有效。而椰子油就是其中之一。」

椰子油不只美味，
還有護膚、護髮等全身美容效果！

從體內和體外都變得健康又美麗！

攝取椰子油3年！

本書的椰子油食譜設計師

達妮拉・史嘉女士

順天堂大學大學院　老化控制醫學講座　助理研究員

我的健康法是早上飲用2湯匙椰子油

達妮拉女士瞭解椰子油的健康及美容功效，從3年前開始攝取椰子油，現在椰子油已經成為每日生活不可欠缺的存在。

「我每天早晨都是從2大匙椰子油開始。沐浴後，先直接食用1匙椰子油。」

不過，這時候達妮拉女士的個人方法不會馬上吞下去。

椰子油在溫度25℃以下就會開始凝固。雖然夏天椰子油呈現液體狀態，但其他季節都是凝固成白色固體，含在嘴裡時不需要勉強融化它，關鍵是一邊利用體溫讓凝固的椰子油慢慢融化，一邊少量慢慢吞下。說是喝油，口感更像高級的巧克力，不會覺得喝得很勉強，還能品嚐到椰子的風味。

從頭到腳使用椰子油保養就夠了！

達妮拉女士說：「另1大匙就塗抹全身，當護膚產品使用。」椰子油不太有油膩感，手腳、脖子到臉、頭髮，都可以盡情使用。尤其當成護髮油效果更好，達妮拉女士的髮質屬於細捲型，髮型總是扁塌，沒有蓬度，自從用了椰子油護髮後，髮質變得自然有彈性又有光澤。

最近達妮拉女士也積極將椰子油使用在料理中。

「加了椰子油或椰漿的料理口感更香濃，非常美味。而且椰子油所含的中鏈脂肪酸不易轉換成體脂肪，能馬上轉為能量，供大腦和肌肉使用。椰子油不僅有益減肥、美容，在健康方面也是非常好的食品。」

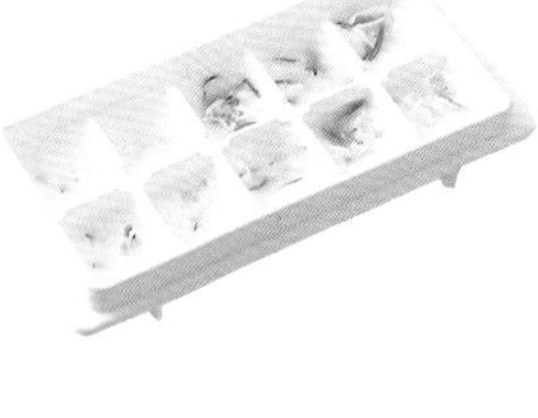

使用製冰器將椰子油凍成冰塊，當作調理油使用非常便利。加進藥草，香氣更加迷人。「炒菜或煮湯時，直接丟一個椰子油冰塊下去，美味立刻升級，而且非常方便。」

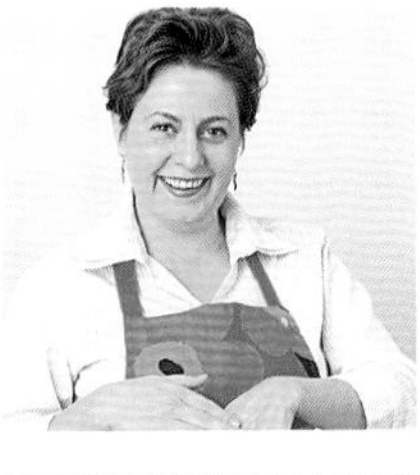

椰子油很迅速就能被肌膚吸收，完全不會有黏膩感。平常不化妝的達妮拉女士都是使用椰子油按摩臉和身體，就算素顏，皮膚也非常好。

part 2

認識椰子油！

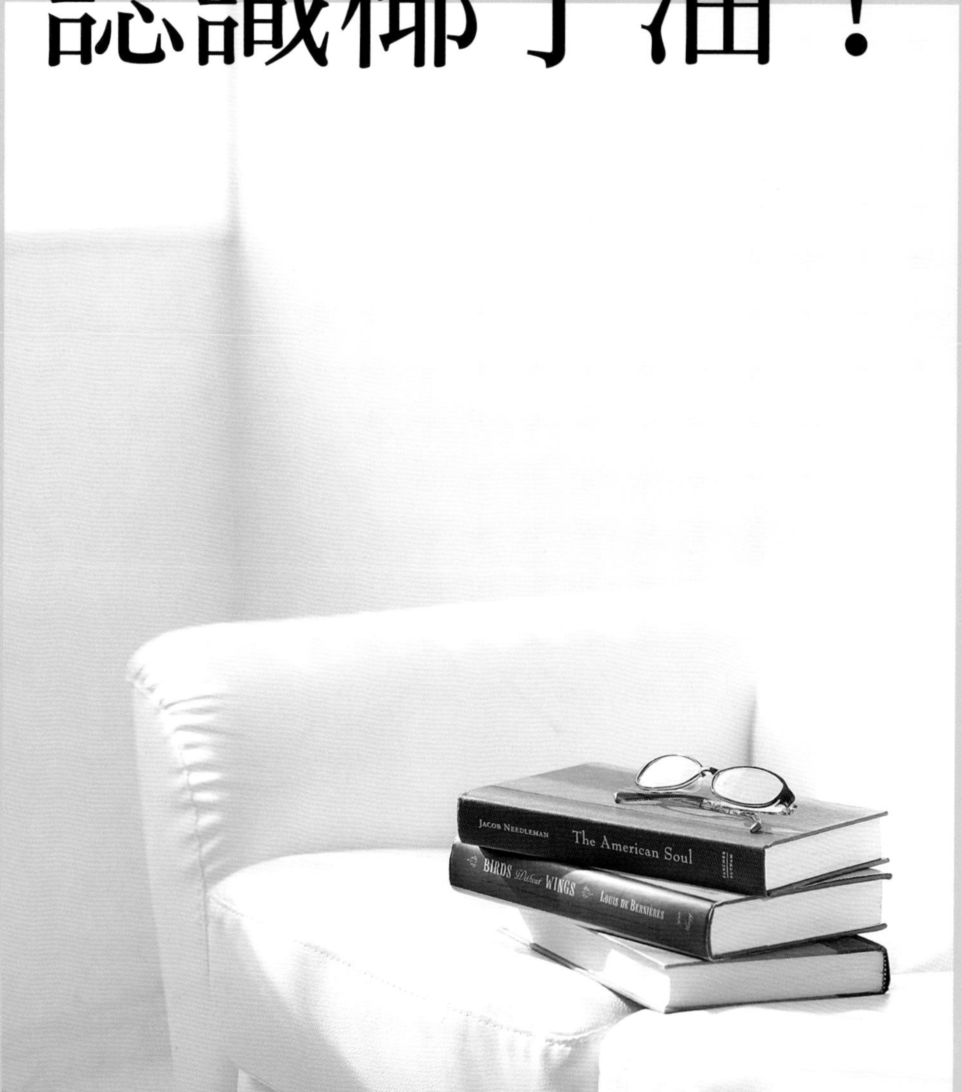
JACOB NEEDLEMAN
The American Soul
BIRDS Without WINGS
LOUIS DE BERNIÈRES

椰子油是什麼樣的油？

在日本，椰子油並不普及。
椰子油是什麼樣的油？本單元將介紹椰子油的基本問題，以及其特徵。

椰子油是從椰子胚乳中萃取的油類

椰子油是從椰子樹的成熟果實的種子胚乳（左圖淺黃色部分）所萃取的油類。產地為菲律賓、泰國、斯里蘭卡等東南亞熱帶地區。椰子是每個部位都有用處的農作物，除了可以製成油之外，還有其他各種用途。

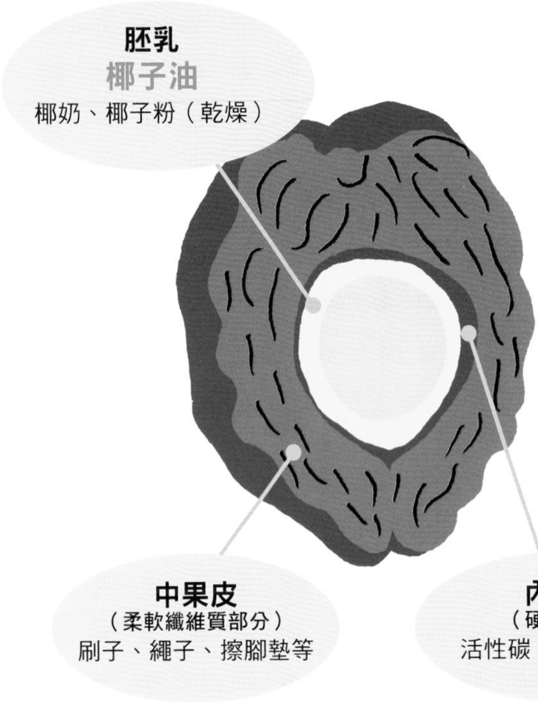

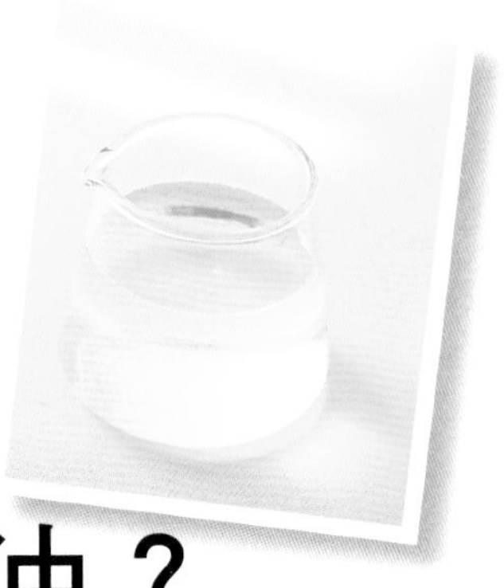

別把椰子油和棕櫚油搞混了

提到椰子油，許多人都會單純與「椰油」聯想在一起。其實椰科植物有三千多種，其中被當成食用油使用的是從椰子樹萃取的椰子油，以及從棕櫚樹萃取的棕櫚油。椰子樹與棕櫚樹是不同的植物個體，因此油的性質也不一樣。購買時如果搜尋椰油，常會出現原料為棕櫚樹的製品，因此

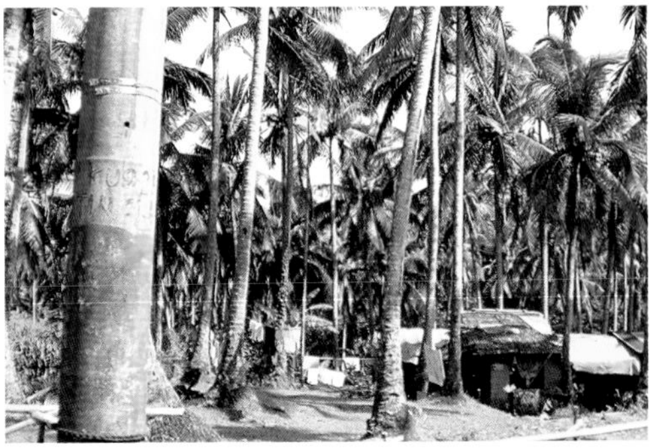

椰子樹高度為 20 ～ 30 公尺，菲律賓椰農在椰子樹下蓋房子，並且同時栽種其他農作物以維持生計。
照片提供／ COCOWELL

請盡量挑選
天然高品質椰子油

本書推薦的椰子油為初榨椰子油。
不使用溶劑萃取，是最天然的第一榨椰子油。

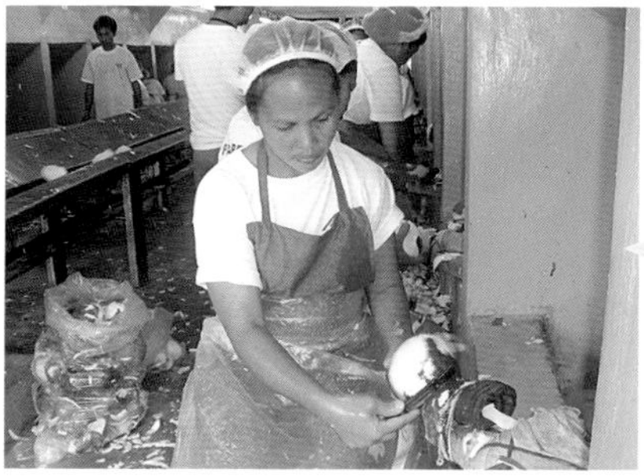

人工方式剝除椰子的硬殼。

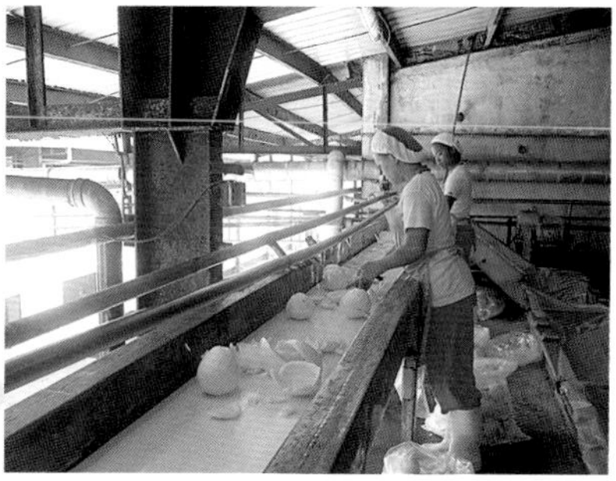

將剝皮後的果肉（胚乳）清洗乾淨。

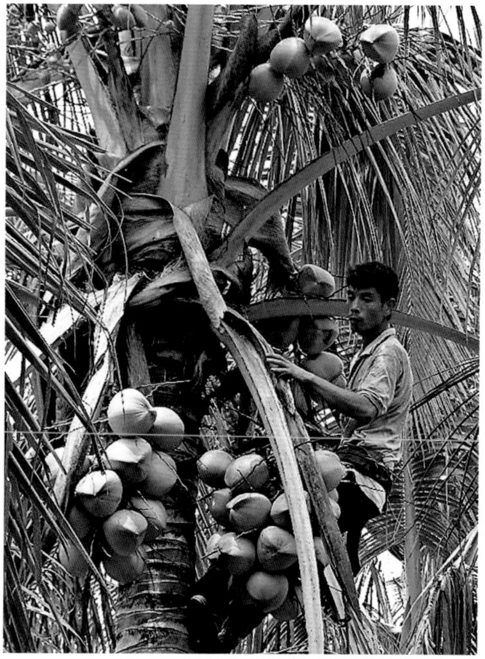

爬上高大的椰子樹，採摘椰子。

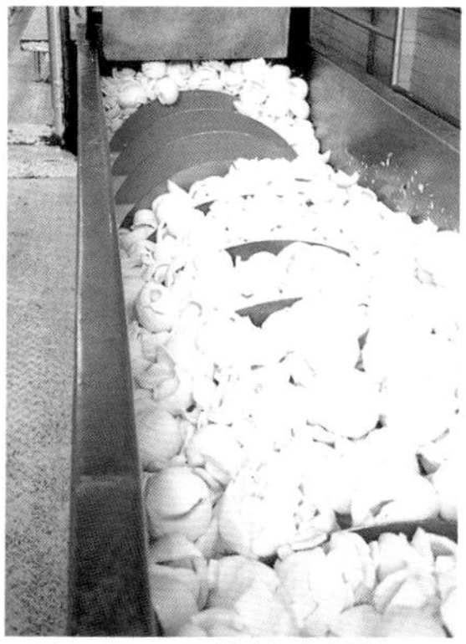

不加熱，直接粉碎壓榨。

常常會被搞錯，購買前最好先確認清楚產品標示。

便宜的椰子油是使用名為「copra」的椰子果肉（胚乳）為原料，經過日曬乾燥後所榨取的油，目前這類椰子油多半是使用溶劑，經過高溫精製的產品。本書推薦的是能品嚐到天然美味的高級「初榨椰子油」。

初榨椰子油的原料是採收的椰子果肉（胚乳），在新鮮狀態下不加熱直接壓榨，萃取時也不使用溶劑。所以不含反式脂肪，又能保留椰子特有的香氣及美味。

照片協助／COCOWELL

天然的椰子油具有這些特徵

在日本，椰子油並不普及。雖然椰子油也是天然的植物油，
但是與市面流通的沙拉油或橄欖油的性質並不相同。
瞭解它的特徵後，使用起來會更得心應手，料理也會更加美味。

液體

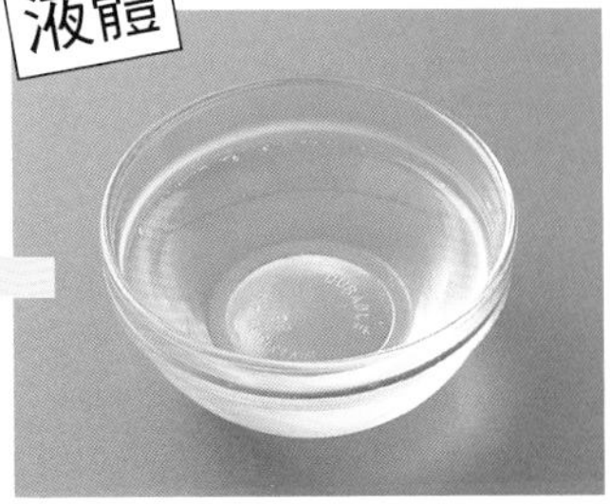

液態時，呈現無色透明。在氣溫 25℃以上的夏天，會呈現完全的液體狀態。這時候可以當成一般的沙拉油使用，夏天最好移裝至有倒出口的容器，方便使用。

開始凝固

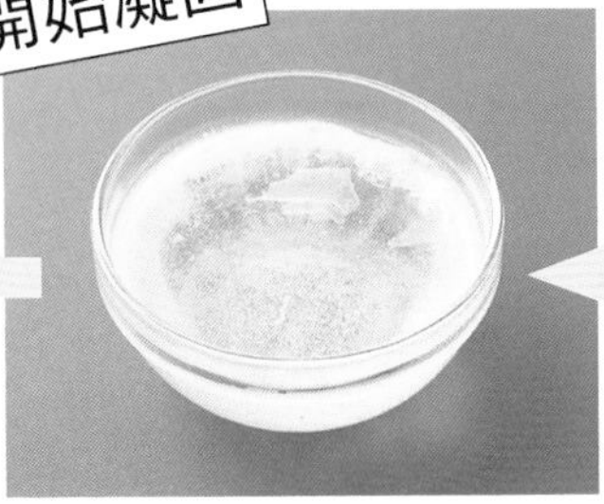

當溫度下降至 25℃以下，液體中會開始浮現白色霧狀凝固物，容器邊緣會有白色凝固物附著。這時候椰子油只是開始凝固而已，並不是發霉或品質劣化。

半固態

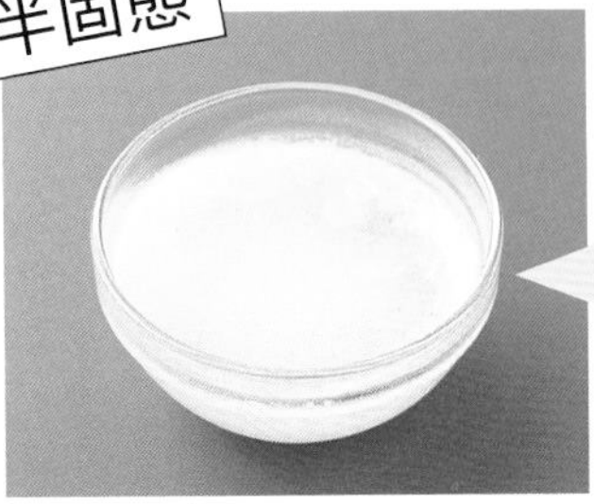

溫度在 20 ～ 25℃時，呈現一半液體、一半固體的狀態。攪拌時會變成像奶油一般。因較為柔軟，請用湯匙舀取使用。即使是秋、春、夏天，若是擺放在有冷氣的涼爽場所，也會變成這樣的狀態。

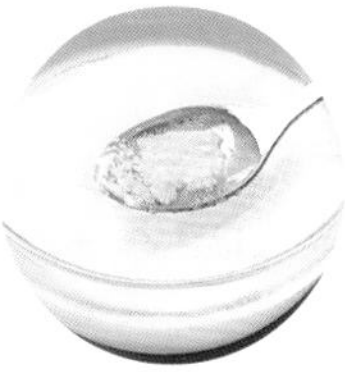

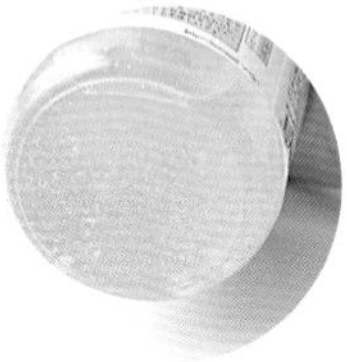

椰子油在溫度 25℃以下便會開始凝固。液體椰子油若擺在溫度較低的場所，瓶底會漂浮白霧狀物體，並不會影響品質。

完全凝固

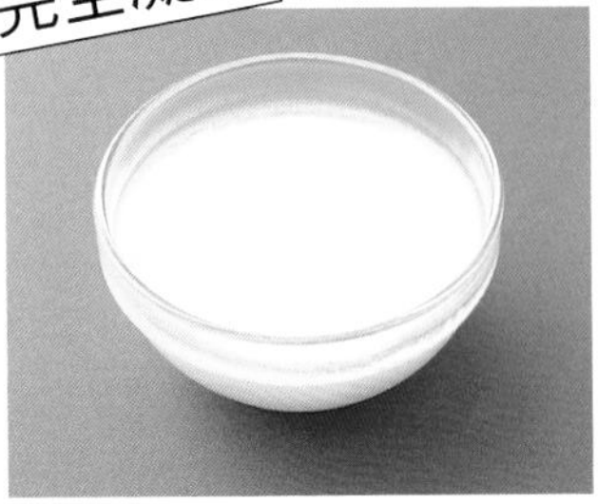

當溫度下降至 20℃以下時，椰子油就會完全凝固，這時候請使用湯匙刮取使用。尤其在嚴冬的低溫室內，或者在夏天放冰箱保存，都會完全凝固住。如果不容易刮的話，建議可以隔水加熱，稍微軟化再使用。

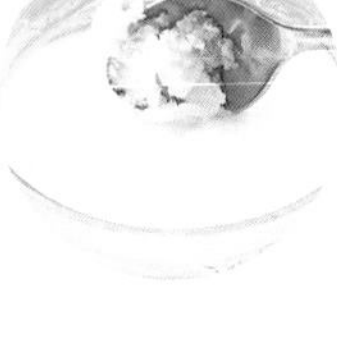

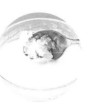

特徵 1 大約在25℃以下會開始凝固

當溫度降低時，椰子油便會從液態變成固態，所以夏天會呈現液體，冬天則會變成固體。雖然形狀改變，但品質和成分並不會改變。

特徵 2

椰子油約有60%為中鏈脂肪酸

中鏈脂肪酸是天然成分，母乳或牛奶等的脂肪成分中，也含有3～5%的中鏈脂肪酸。油的主要成分脂肪酸有各種類型，其分子呈鏈狀連結，並且依鏈狀長度來分類。一般的沙拉油和橄欖油是由分子鏈較長的「長鏈脂肪酸」所組成，「中鏈脂肪酸」的鏈長則約是長鏈脂肪酸的一半。

中鏈脂肪酸在體內的消化吸收迴路不同於長鏈脂肪酸，它會通過肝門靜脈，直接被運送至肝臟，立刻被分解為酮體，有效率的成為大腦和肌肉能量。

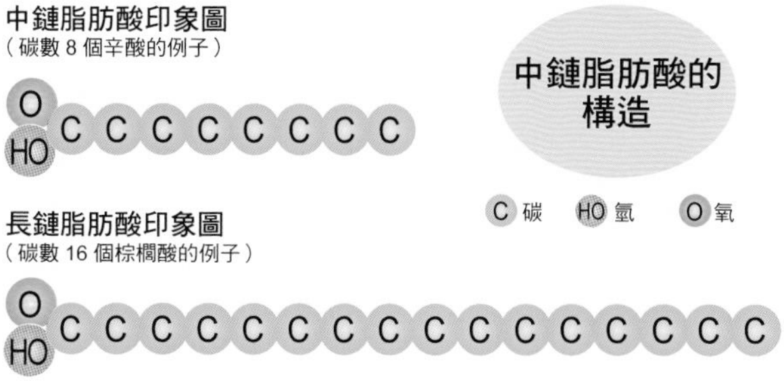

特徵 3

不易氧化！耐熱性佳！植物性飽和脂肪酸

椰子油有90%為飽和脂肪酸。相較於一般食用油主要成分為不飽和脂肪酸，飽和脂肪酸耐熱性佳，且氧化安定度也較高。

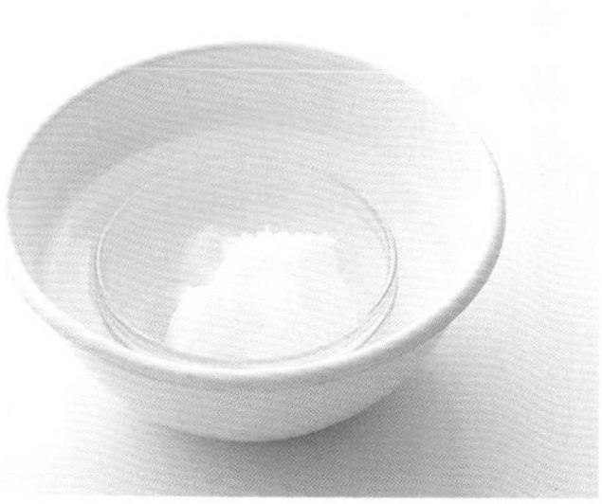

隔水加熱的溫度用差不多洗澡的溫度即可。加熱時要小心別讓水混入油裡。

凝固時可隔水加熱融化

當氣溫降低，椰子油凝固時，可將容器隔水加熱，軟化或融化後再使用。椰子油的特徵為耐熱性佳，不易氧化，就算反覆融化、凝固也不會變質，品質不會劣化。

可以常溫保存，保存期限約2年

保存時，必須置於陽光無法直射的地方，開封後也可以常溫保存。常溫保存時，會因氣溫變化而融化或凝固。介意的話，也可以放冰箱保存，但是因為會變硬，使用時請用湯匙刮取使用。

如果沒有開封，常溫保存期限約2年。開封後請在1年內使用完畢。

椰子油容器多是像果醬瓶的寬口容器。要用時勿使用髒的湯匙，也不能有水分混入。椰子油雖然耐熱、耐氧化，但怕水，遇水容易發霉。

特徵4 用椰子油炒菜更美味

氧化安定性高的椰子油也適合炒菜、燉煮等加熱料理。因為椰子油遇冷會凝固，所以如果用來炒菜或油炸，就算食物涼了也不會有油膩感，不會變得水水的。不過，相反的，如果用在冷的料理中，則必須稍加注意。椰子油會凝固，因此與蔬菜汁等一起攪拌時，要在常溫的狀態下進行，不要加冰塊。當沙拉醬使用時，若蔬菜剛從冰箱拿出來還是冰冷的，醬汁會凝固，口感也會變差。

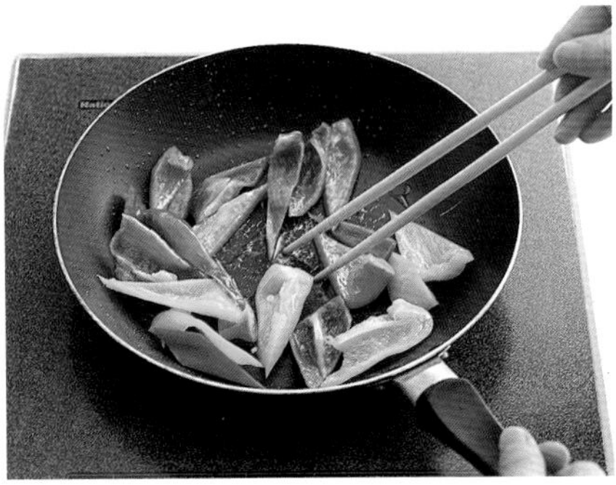

使用椰子油炒菜，食材口感會更爽脆。

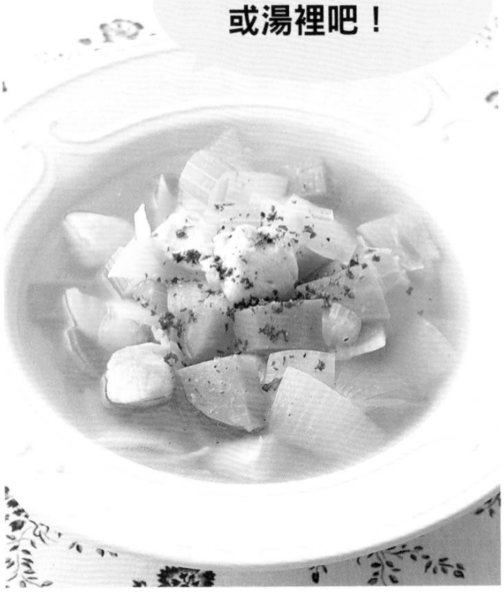

特徵5 具有椰子特有的香甜

雖然椰子油產品會因產地或製造方法而有所差異，但如果是天然的初榨椰子油的話，會帶著甜甜的椰子香氣。因此相較於日本料理，椰子油與西式、中式、東南亞料理會更搭配。

關於適合椰子油的調味料，請參考88～89頁介紹。

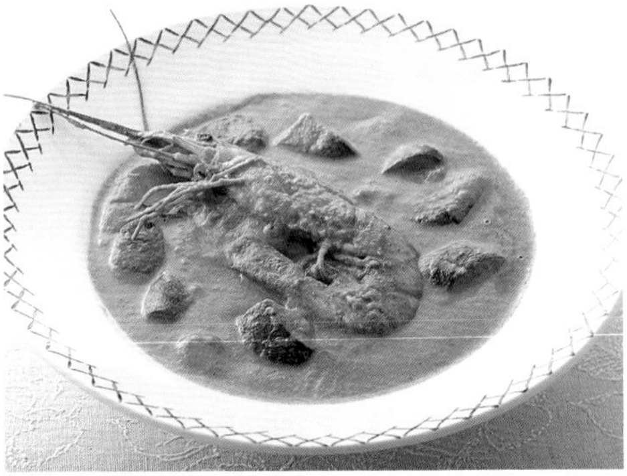

椰子油與香料相當契合，因此咖哩是不錯的選擇。椰子油的香氣能增加香濃口感，與湯品也非常搭。

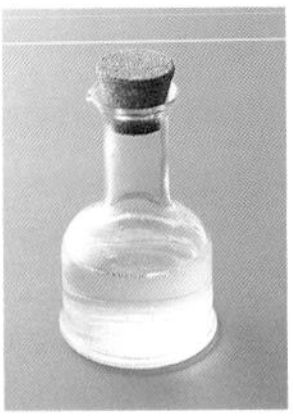

夏天可以換成小瓶裝！

完全液態時，可依個人喜好移裝至小油瓶中，方便使用。

part 3
攝取椰子油！

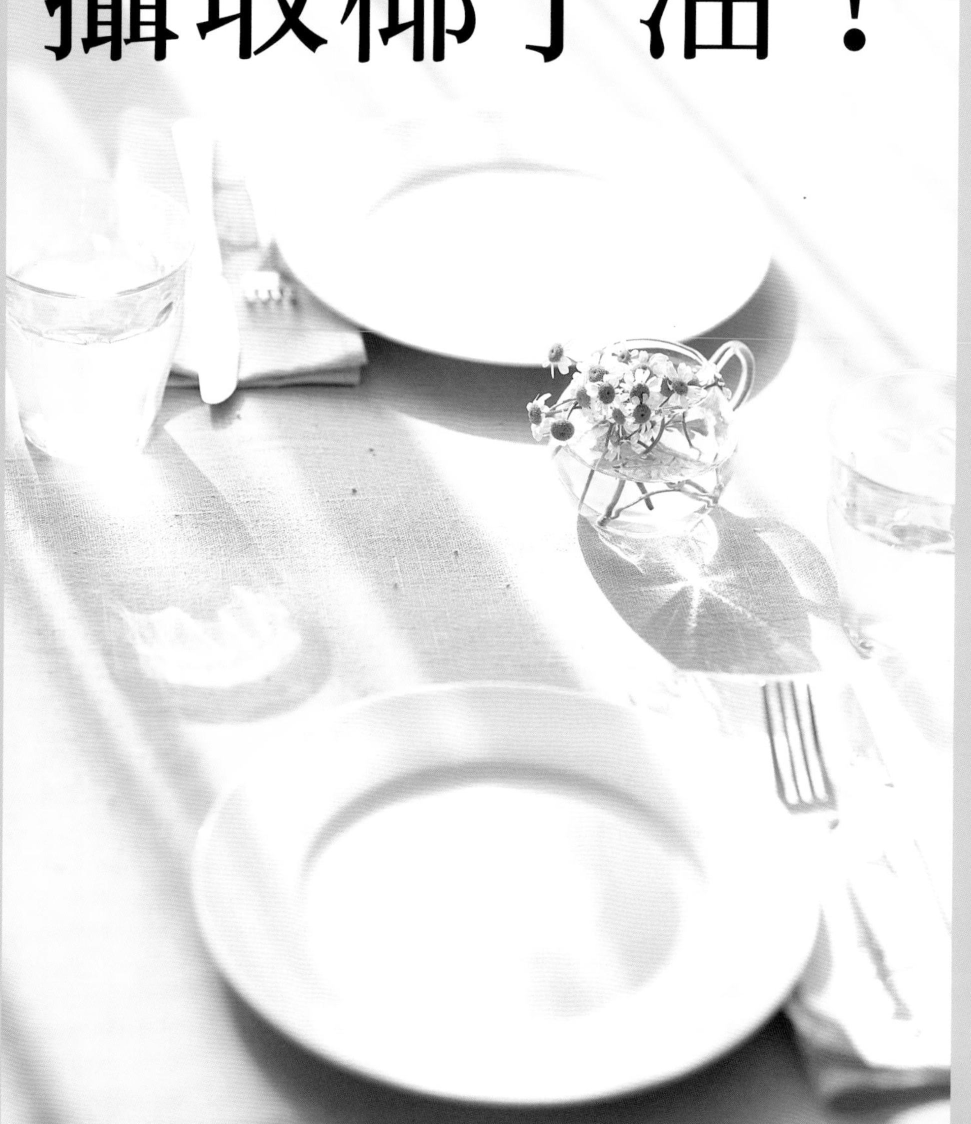

將椰子油巧妙地融入日常飲食生活中

本單元重點在於如何讓椰子油更美味。
攝取量可因個人體質或身體狀態來調整，
想要提升健康及預防阿茲海默症的話，就從一天 2 大匙椰子油開始。

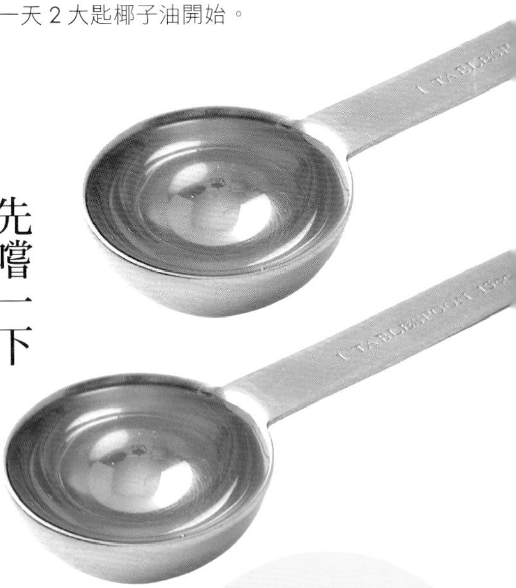

先嚐一下椰子油的味道

我想應該有許多人都是第一次接觸椰子油，建議先舀一小匙椰子油，含在嘴裡，確認一下口感和香味。本書54~93頁將介紹更美味攝取椰子油的方法及食譜。可以加進飲料裡，或喜歡的食物中，找出適合自己又滿意的攝取方法。

試著將平常的食用油換成椰子油

第一次接觸椰子油的人，建議先試著將平常用的植物油、奶油，換成椰子油。如果想提升健康或預防阿茲海默症的話，就從一天攝取2大匙開始。想改善阿茲海默症的人，則以每餐攝取2大匙為目標。

視體質狀況調整攝取量

因個人體質不同，有的人攝取椰子油後排便變順暢，有的人會腹瀉。務必視自己的體質和狀況，調整椰子油攝取量，及適合自己的攝取方式。

就從每天 2 大匙開始吧

椰子油攝取量因人而異，且 2 大匙全加進料理中怕會太油，建議可以 1 大匙加進飲料中，另 1 大匙用在烹調料理。

椰子油 1 大匙（15ml）的熱量為 120 大卡、中鏈脂肪酸 9g（會因廠牌有所差異）

建議在早或午餐攝取椰子油

椰子油中的中鏈脂肪酸吸收速度快，可快速在肝臟被分解成酮體，攝取約３小時後，分解達到顛峰，酮體會被當作能量，送至大腦和肌肉。為了讓能量在體內有效運作，最好在會消耗大量能量的白天攝取。尤其早上大腦和身體處於能量不足的時段攝取最好。

搭配限醣飲食更有效

一旦攝取碳水化合物（飯或麵包）後，會分解成葡萄糖作為能量，如果在飲食中減少碳水化合物的攝取量，椰子油的中鏈脂肪酸所分解成的酮體就會成為能量來源，在體內有效率的發揮作用。建議平常就可以進行限醣飲食。

用椰子油的中鏈脂肪酸有效活化大腦功能

攝取椰子油的注意重點。
攝取後 2～3 小時，中鏈脂肪酸會轉換為大腦能量，
因此在活動時間較長的白天攝取較不會浪費。

將主食的份量減半

根據４０頁圖示，就算一天總攝取卡路里有２０％來自醣分，也不會影響酮體作用，因此也不用完全限制醣分。以一天攝取兩千大卡的人為例，２０％約四百大卡，相當一碗半的白飯。因此可以先從減少主食份量開始，將白飯量減半。

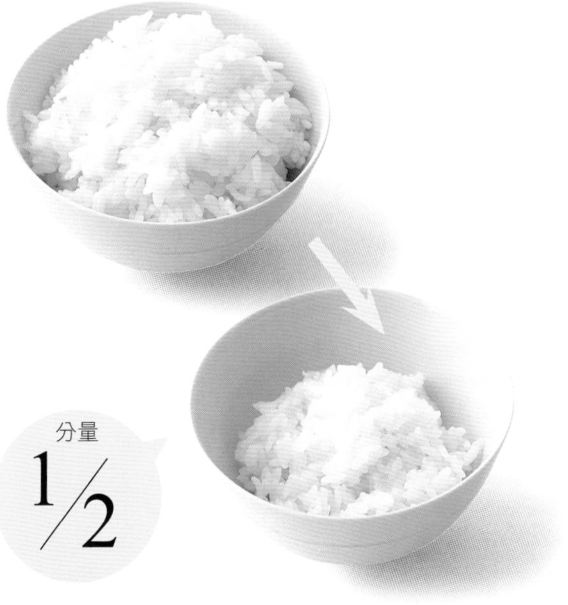

簡單！
絕對能持之以恆！

先試著從這裡開始吧！

「只要加入椰子油即可」的美味攝取法

椰子油該如何攝取呢？為了能每天持之以恆攝取，
本單元將介紹快速又簡單的攝取方法。

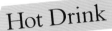

Hot Drink

熱飲篇

最簡單的方法就是從飲品開始。因為椰子油
遇冷會凝固，建議最好加在熱飲裡。
請多方嘗試，找出自己喜歡的搭配方法。

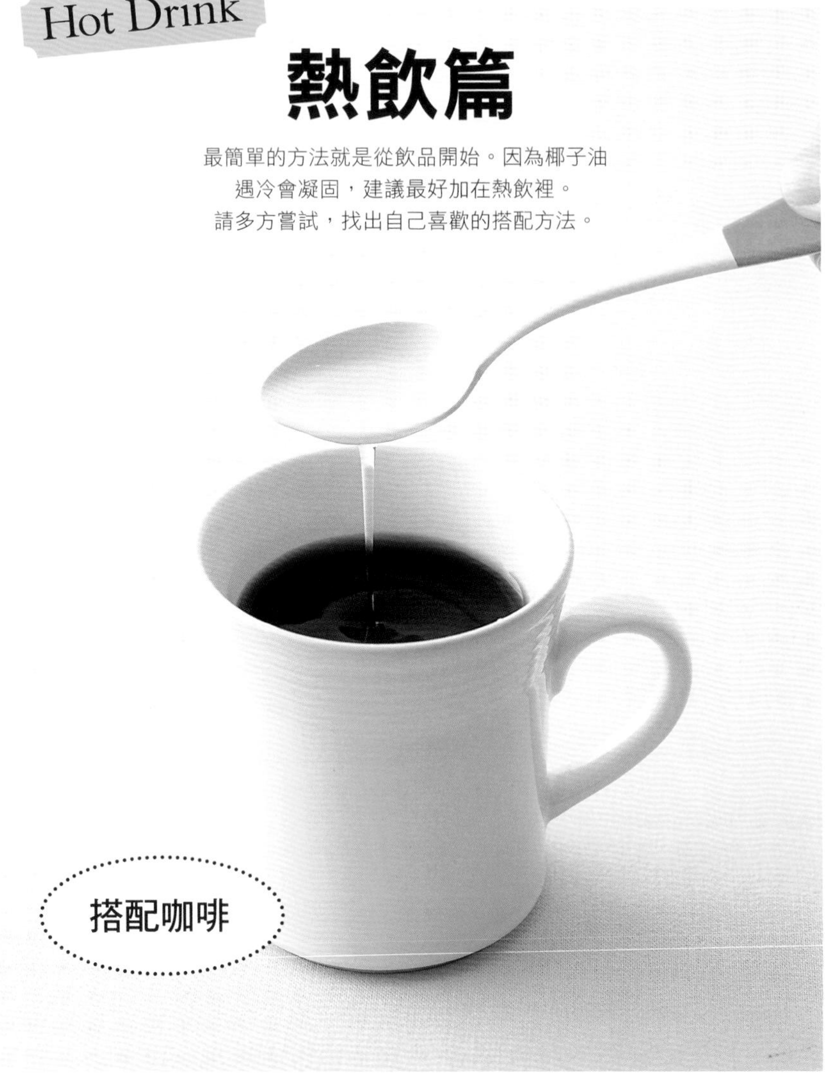

利用微甜的椰子香氣，調配出極受歡迎的花式咖啡。
可以中和咖啡的苦澀，請不要加糖，品嚐原味。

搭配檸檬水

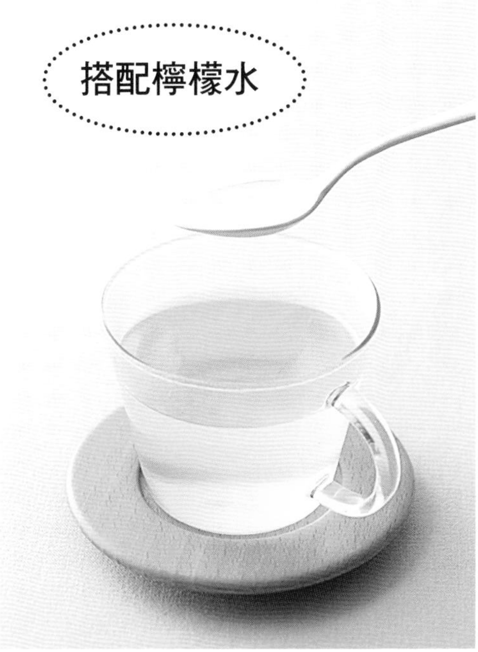

椰子油和酸味也很搭配，或許你會感到驚訝，但椰子油很適合加進檸檬水中。能緩和酸味，即使沒有甜味也很美味。怕酸的人，也可以依喜好加點蜂蜜。

搭配奶茶

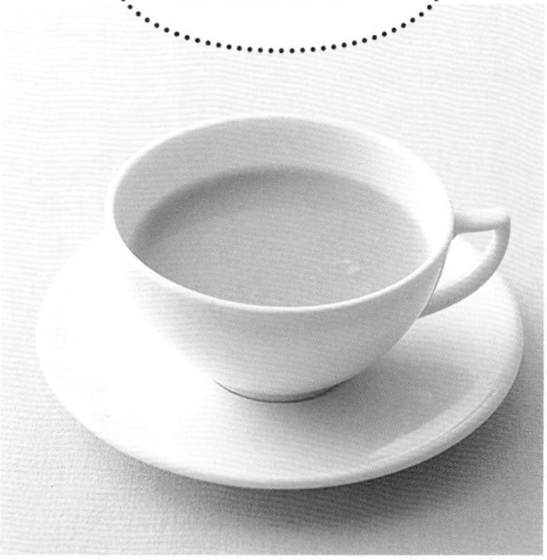

不愛喝咖啡的人， 推薦加進奶茶裡。紅茶稍微濃一點，牛奶加多一點， 和椰子油就會非常搭配。當然也是無糖。

搭配甜酒

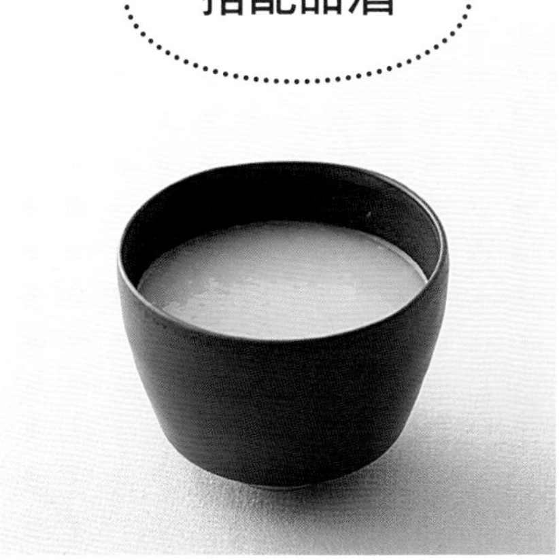

請選擇不添加砂糖的甜酒，完全不會有椰子油的味道。喜歡的話，也可以加點薑泥，一樣美味。

搭配豆漿或牛奶

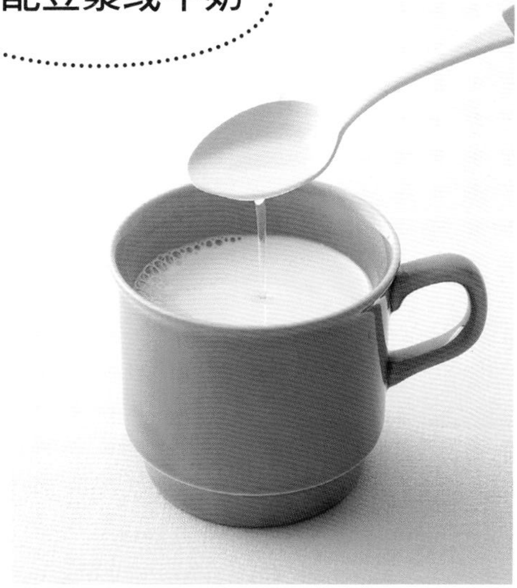

加了椰子油後，可以緩和溫豆漿或溫牛奶的獨特氣味，變得更容易入口。請不加糖品嚐（照片中為豆漿）。

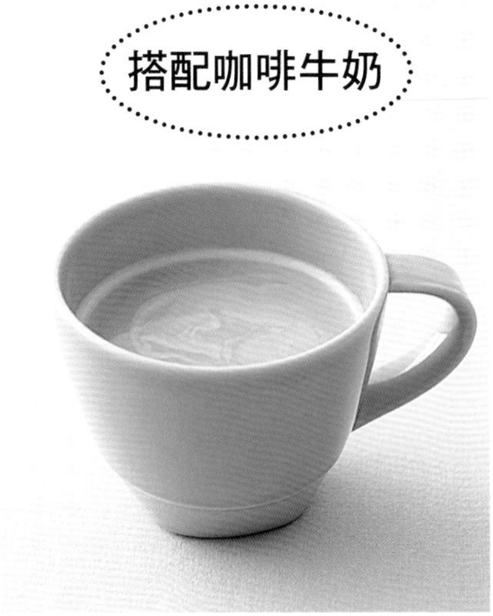
搭配咖啡牛奶

加了椰子油後，能品嚐到猶如堅果一樣的濃郁口感。請不加糖品嚐看看。

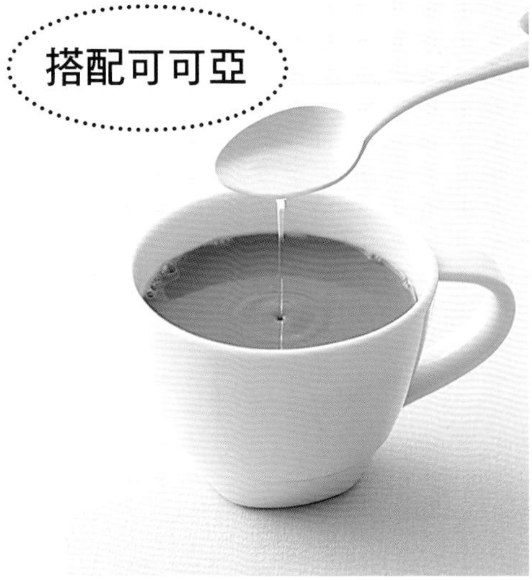
搭配可可亞

可可的甜味與椰子最對味。可可亞請務必選擇無糖，用牛奶不加糖沖泡即可。

Cold Drink 冷飲篇

直接將椰子油加進冷飲裡的話，椰子油會凝固。
從冰箱取出冷飲後，最好先放置回溫，再加入椰子油。

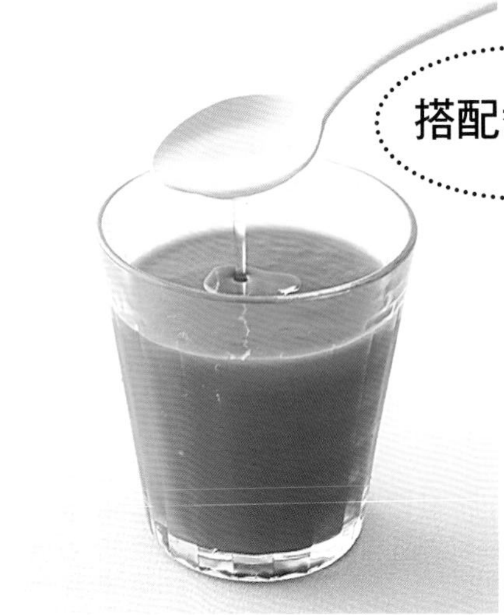
搭配番茄汁

請加進市售的蔬菜汁中拌勻，特別推薦番茄汁。椰香與番茄很契合，可以消除番茄獨特的味道並增添濃郁口感。

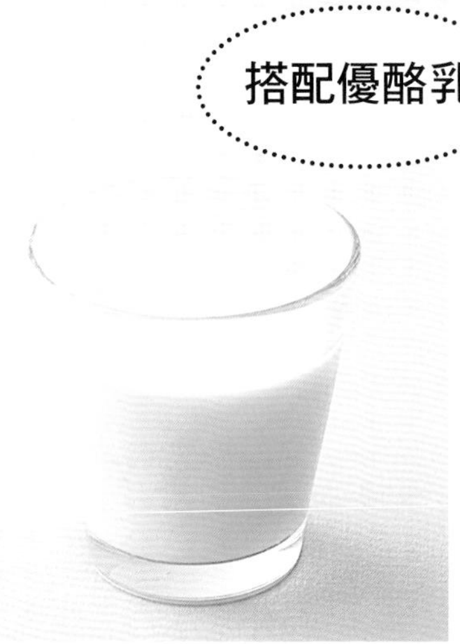
搭配優酪乳

優酪乳盡量選擇低糖產品。椰子油跟甜甜酸酸的滋味非常速配，保證美味。

和風料理篇

椰子油和和風料理的食材不太搭。不過，只要能善用椰子油獨特的甜香氣味，就可以製作出獨具風味的日本料理。

搭配納豆

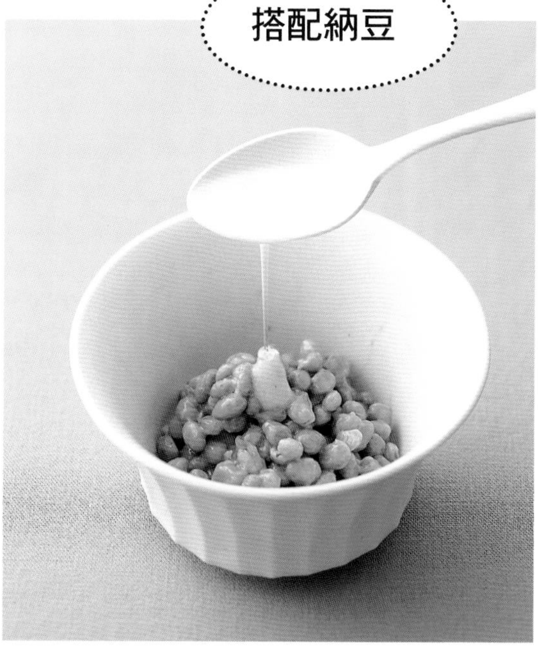

以椰子油取代醬油。椰子的香甜味能讓納豆變成宛如東南亞料理的風味，敬請品嚐納豆的新風味！

搭配溫泉蛋

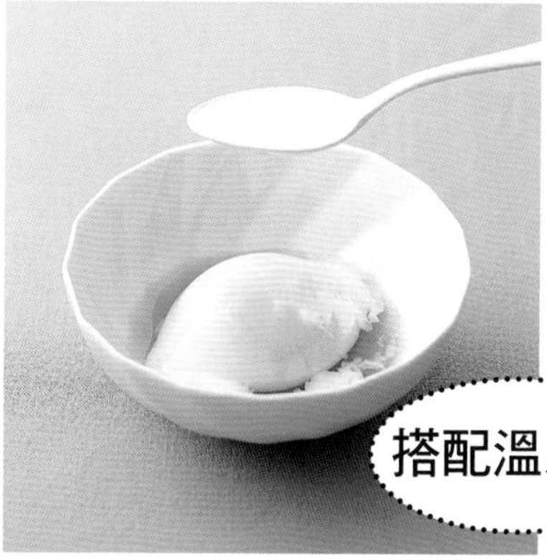

柔滑的半熟蛋黃添加椰子油的香氣與濃郁。也可以依個人喜好使用鹽、胡椒調味會更美味。

搭配味噌湯

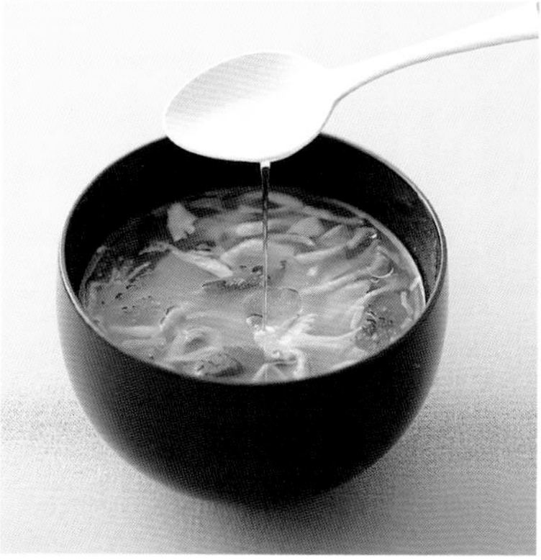

椰子油的甘甜香氣與發酵食品非常搭配，其中又最適合味噌。在速食沖泡味噌湯裡加一匙椰子油，風味瞬間大幅提升。

搭配豆腐

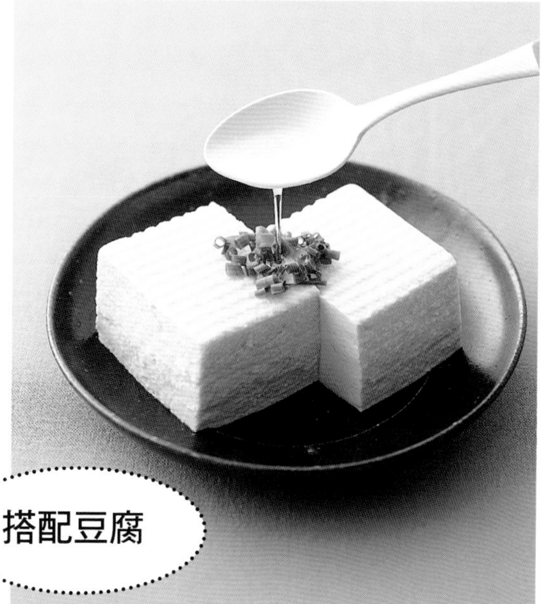

請享用椰子油風味的拌豆腐。豆腐最好是常溫或溫熱狀態，更能突顯椰子香氣。讓平凡無奇的豆腐變身為東南亞異國料理。

市售食材篇

嘗試將椰子油加進各種料理或食材中。
找出美味的食用方法，體驗全新的口感，
每天都能開心享用！

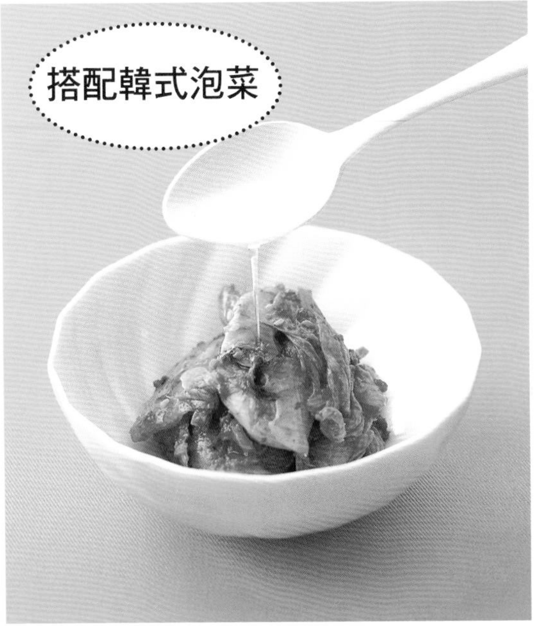

淋上椰子油能讓泡菜的口感更柔和。變酸了的泡菜也可以用椰子油拌炒，吃起來會更美味。

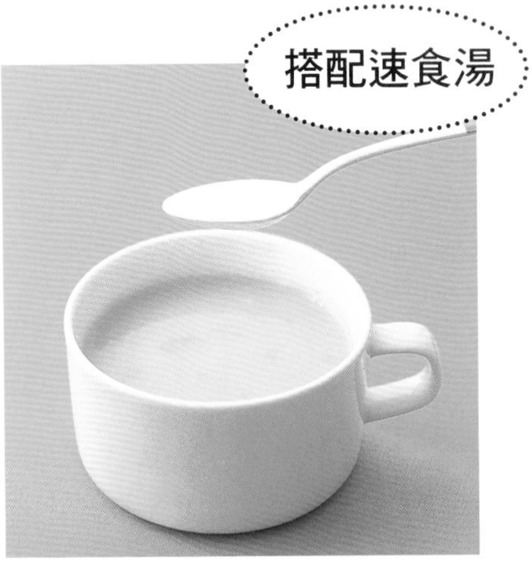

椰子油與玉米濃湯、南瓜濃湯等的濃湯類相當搭配。就算是速食湯，也能瞬間提升成高級美味。

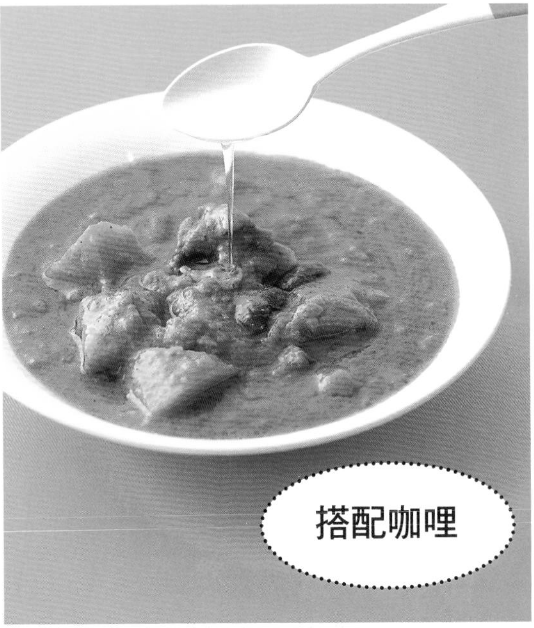

與椰子油最速配的料理就是咖哩。不管搭配哪種咖哩都很美味，不喜歡椰子甜香氣味的人，建議從咖哩開始，讓自己習慣椰子油。

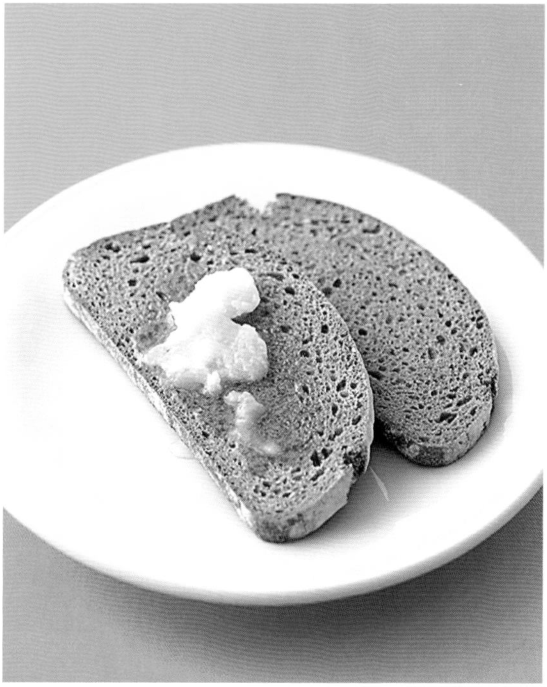

搭配麵包

將凝固的椰子油當成奶油一樣塗在麵包上，就成了充滿椰子香甜味的高級吐司！請選擇全麥或裸麥麵包。

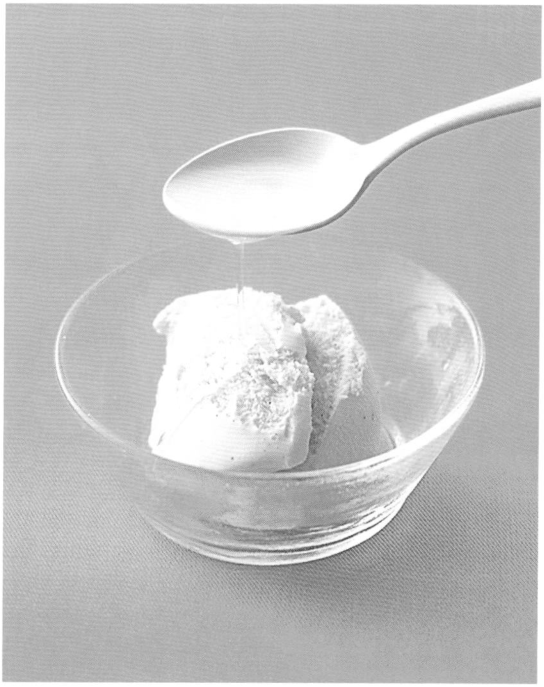

搭配冰淇淋

利用遇冷就會凝固的椰子油特性，將椰子油淋在冰淇淋上，馬上就會凝固變成一道口感香脆的甜點。

從今天開始
養成每日習慣！

添加椰子油的

自製蔬果汁

想在早餐攝取椰子油的人，推薦可以自製蔬果汁。
所有食材放進果汁機裡攪打即可。和蔬菜或水果都很適合，
好喝又容易入口，一定可以每天持之以恆飲用。

富含維生素和膳食纖維。加了椰子油，營養價值也提升！

做成蔬果汁可以同時補充大量容易攝取不足的蔬菜。蔬菜富含維生素C、β－胡蘿蔔素等營養成分，若再加上椰子油，還能提升維生素A、E等脂溶性維生素的吸收效果。蔬菜水果的色素、香氣中含有抗氧化作用很強的多酚，以及大量能調整腸道環境、提升免疫力的膳食纖維。

在「常溫」下製作，椰子油較容易拌勻！

椰子油在溫度25℃以下就會凝固，因此製作蔬果汁時請不要加冰塊。此外，水、優格、豆漿等含水分的食材，從冰箱取出後，最好等恢復常溫再製作。冬天椰子油若凝固的話，先隔水加熱融化後再放進果汁機裡攪打。

菠菜香蕉綠色蔬果汁

添加椰子油提升菠菜中 β-胡蘿蔔素
的吸收效果

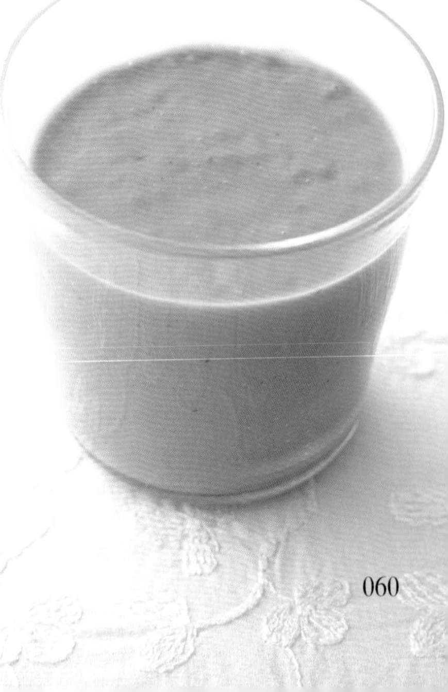

材料（1人份）

菠菜…1株（45g）
香蕉…中1根
水…½杯（100ml）
椰子油…1大匙

作法

菠菜切段，香蕉剝皮後隨意切塊，全部放進果汁機裡。加入水、椰子油，攪打至呈現滑順的狀態。

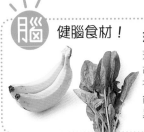

腦 健腦食材！

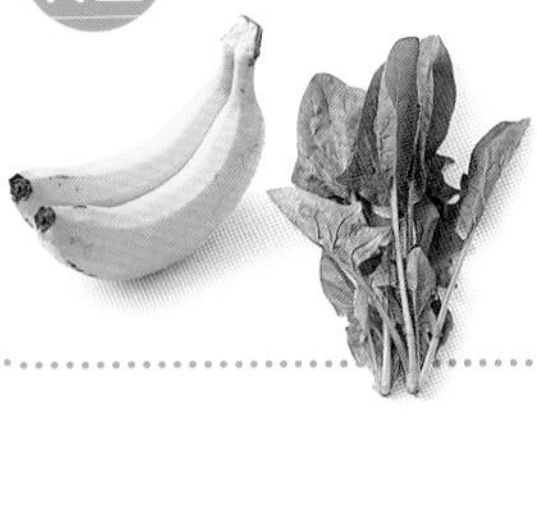

菠菜＆香蕉

菠菜富含抗氧化作用很強的 β-胡蘿蔔素、維生素 C，以及具有造血作用的鐵質。香蕉含有能調整大腦神經傳達作用的褪黑激素，可以預防腦部老化。

南瓜甜椒
黃色蔬果汁

南瓜用生的就 OK，就用黃色能量
戰勝大腦的氧化壓力！

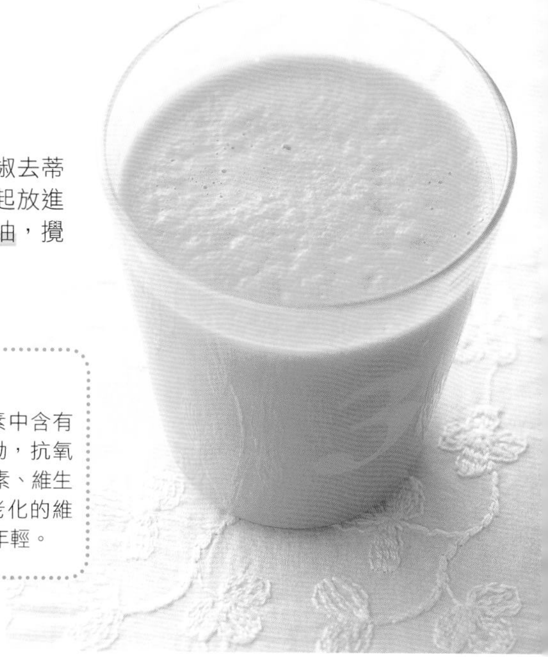

材料（1 人份）

南瓜…80g
黃甜椒…½ 個
水…1 杯（200ml）
椰子油…1 大匙

作法

南瓜削皮，切成大塊；甜椒去蒂和籽，切成適當大小，一起放進果汁機裡。加入水、椰子油，攪打至呈現滑順的狀態。

腦 健腦食材！

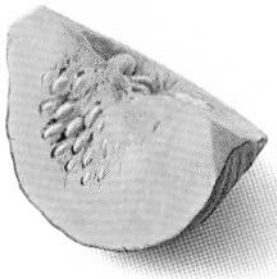

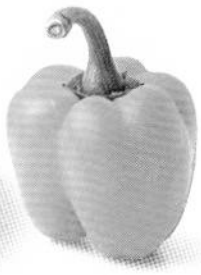

南瓜 & 甜椒

南瓜和甜椒的黃色色素中含有豐富能抑制活性氧活動，抗氧化效果強的 β - 胡蘿蔔素、維生素 C。南瓜還富含抗老化的維生素 E，能讓細胞長保年輕。

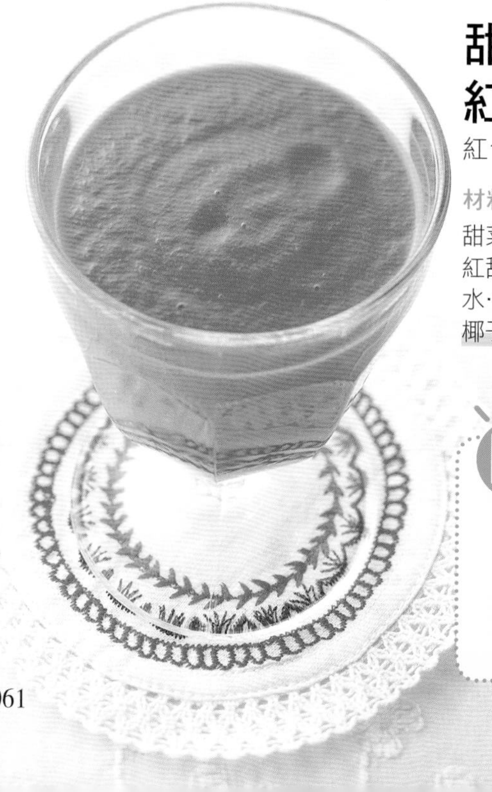

甜菜根甜椒
紅色蔬果汁

紅色色素搭配椰子油，抗老化效果倍增

材料（1 人份）

甜菜根（水煮罐頭）…120g
紅甜椒…½ 個
水…½ 杯（100ml）
椰子油…1 大匙

作法

瀝掉甜菜根罐頭湯汁，甜椒去蒂和籽，切成適當大小，放進果汁機裡。加入水、椰子油，攪打至呈現滑順狀態。

腦 健腦食材！

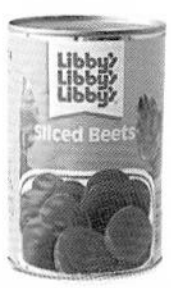

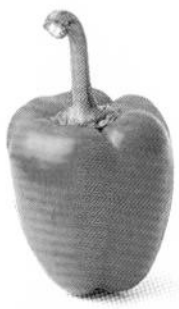

甜菜根 & 紅甜椒

甜菜根又被稱為「輸血飲料」，富含具有造血作用的葉酸和鐵質。甜菜根的紅色素為甜菜紅素成分，具有優秀的抗氧化效果。加上甜椒的 β - 胡蘿蔔素，健康效果更加倍。

青紫蘇小松菜
綠色蔬果汁

清爽的好滋味。檸檬的酸與
椰子風味相當契合！

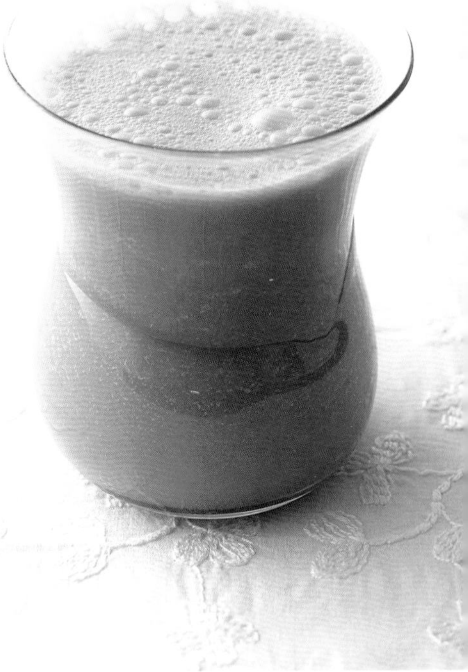

材料（1人份）

青紫蘇…10片
小松菜…1株（45g）
水…1杯（200ml）
檸檬汁…1個的份量
蜂蜜…1小匙
椰子油…1大匙

作法

青紫蘇、小松菜切大段，放進果汁機。再加入水、檸檬汁、蜂蜜、椰子油，攪打至呈現滑順狀態。

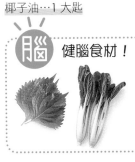

腦 健腦食材！

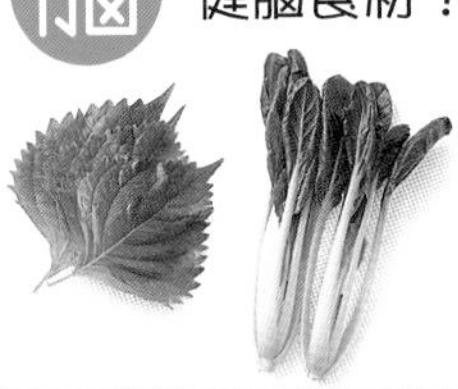

青紫蘇＆小松菜

青紫蘇和小松菜一樣富含β-胡蘿蔔素和維生素C，可以保持細胞黏膜強健，提升免疫力。這兩項蔬菜的鈣質含量也很豐富，可以預防骨質疏鬆。

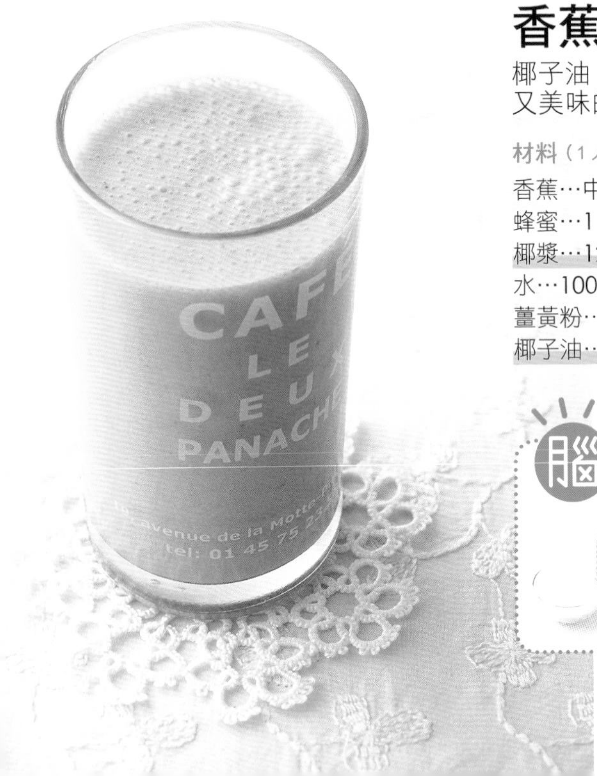

香蕉椰漿蔬果汁

椰子油＆薑黃粉是有益大腦
又美味的組合

材料（1人份）

香蕉…中型1根
蜂蜜…1大匙
椰漿…120g
水…100ml
薑黃粉…¼小匙
椰子油…½大匙

作法

香蕉剝皮後切成適當大小，放進果汁機裡。再加入蜂蜜、椰漿、水、薑黃粉、椰子油，攪打至呈現滑順狀態。

＊買不到椰漿的話，可用椰奶代替。

腦 健腦食材！

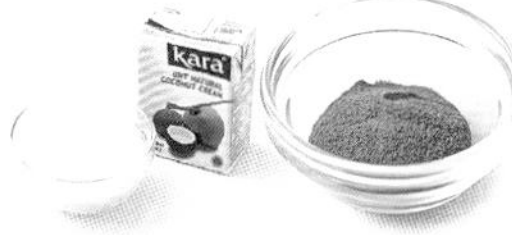

椰漿＆薑黃粉

椰漿也富含中鏈脂肪酸，能轉換成酮體作為腦部營養來源。薑黃粉的色素成分可以預防阿茲海默症導因物質在腦內沉澱。

草莓優格蔬果汁

草莓和優格的酸甜味與椰子油風味
相當契合，滑順好入口

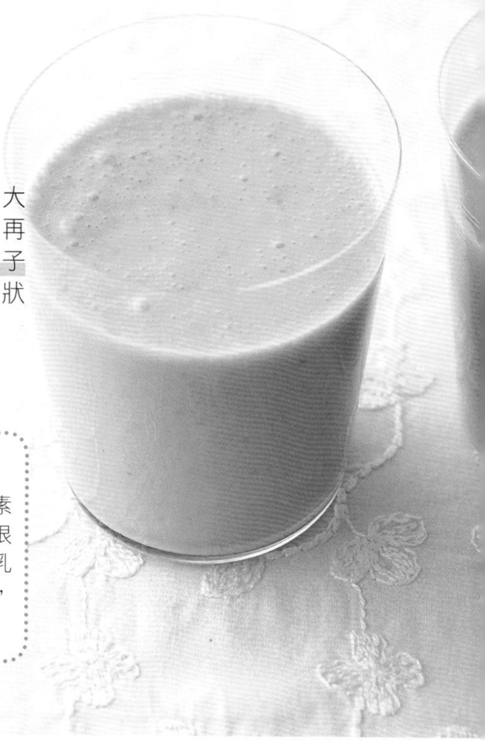

材料（1人份）

草莓…10個
蜂蜜…1大匙
原味無糖優格…1杯（200ml）
椰子油…1大匙

作法

草莓去蒂，切成適當大小，放進果汁機裡。再加入蜂蜜、優格、椰子油，攪打至呈現滑順狀態。

腦 健腦食材！

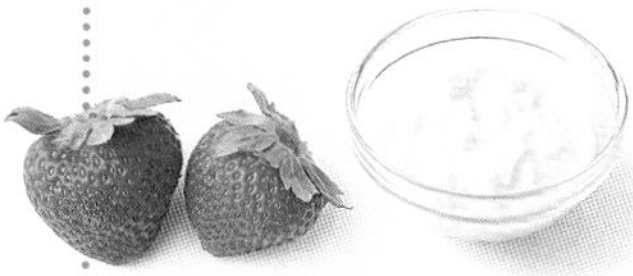

草莓＆優格

除了富含能預防感冒的維生素C，紅色色素的花青素成分有很強的抗氧化效果。優格富含乳酸菌，可以增加腸內有益菌，調整腸道環境，提高免疫力。

薄荷芒果優格蔬果汁

水果＆藥草＆椰子的組合。
堪稱絕品的蔬果汁

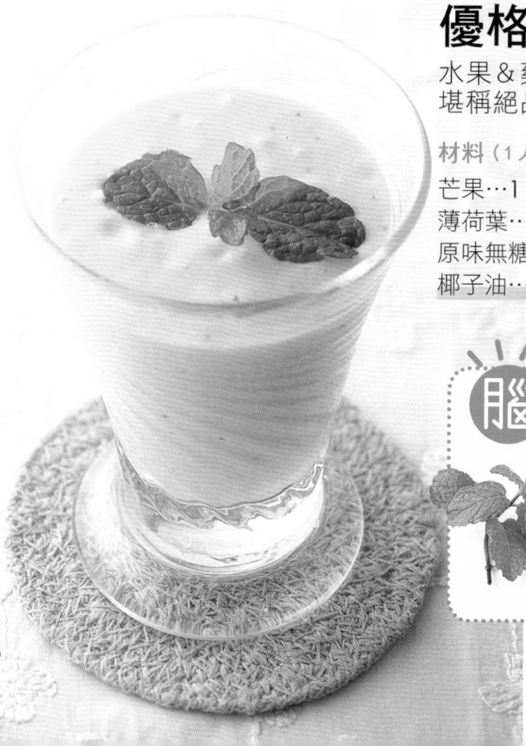

材料（1人份）

芒果…1個
薄荷葉…約1枝份量
原味無糖優格…1杯（200ml）
椰子油…1大匙

作法

芒果去籽和皮，切成適當大小，薄荷葉切段，放進果汁機裡，再加入優格、椰子油，攪打至呈現滑順狀態。

腦 健腦食材！

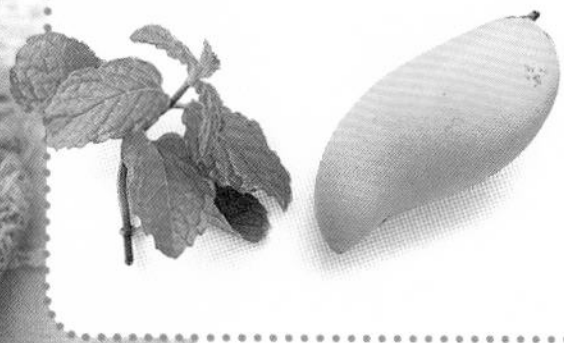

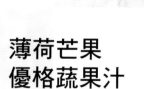

芒果＆薄荷

芒果的黃色色素聖草次苷，是一種類黃酮成分，抗氧化作用強，能提升免疫力，還有抗老化的功效。薄荷有鎮靜神經的效果，能有效安定情緒。

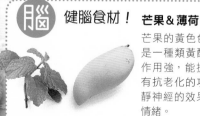

健腦食材！ 口感佳又美味 大量蔬菜

攝取椰子油
就靠這道料理！

Dr. 白澤最推薦的料理是「海鮮咖哩」

與椰子油最速配，又富含對腦部有益的成分，白澤醫師最推薦的就是咖哩。
先記住作法，試著融入日常飲食中。
為了提升椰子油的保健效果（參考 39 ～ 41、53 頁），
建議咖哩不要配飯，單獨享用咖哩。

鯖魚罐頭的 DHA

魚貝類中，青魚類的油脂中含有特別豐富的脂肪酸DHA。DHA存在於神經細胞膜裡，與神經傳導物質的交換關係密切。藉由攝取DHA可以提高神經傳導物質的產量，活化腦內的情報傳達能力。

蔬菜的維生素和膳食纖維

蔬菜可以選擇自己喜歡的種類，盡量搭配多種蔬菜組合，才能攝取到各種維生素和蔬菜的保健成分。蔬菜吃得多，可以攝取膳食纖維，調整腸道環境，預防便祕，又能提升免疫力。

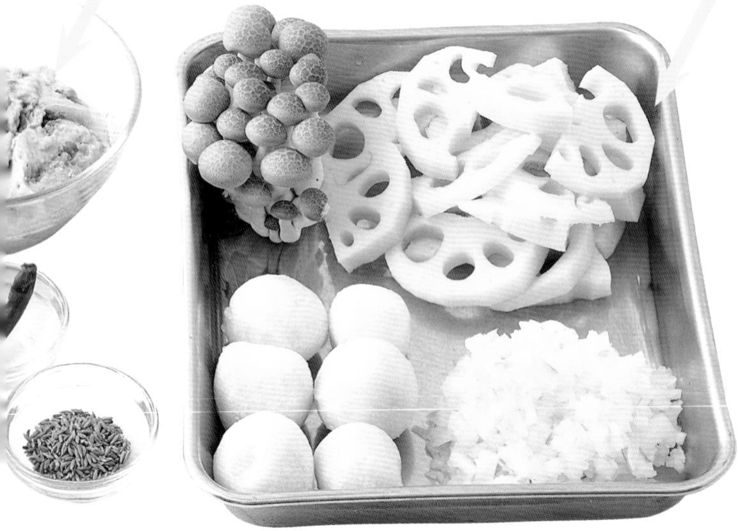

推薦咖哩的四大理由

特徵 1

活化大腦的成分很豐富

咖哩與任何食材都很搭，一盤咖哩就能富含各種營養成分。除了與富含中鏈脂肪酸的椰子油很對味外，咖哩粉所含的黃色色素薑黃素的健腦效果也是不容小覷。

特徵 2

能吃到大量蔬菜的均衡食譜

咖哩跟蔬菜、肉類、魚貝類等各項食材都很合，是一道可以同時攝取到蛋白質、脂肪、維生素、礦物質的均衡料理。而且經過燉煮後可以減少蔬菜的澀味，容易入口。

特徵 3

椰子油相當搭配！而且非常美味！

椰子油具有甜香及獨特的風味，最適合使用辛香料烹調的東南亞料理，其中最受歡迎的就是咖哩。盡量不要用市售咖哩塊，建議使用椰子油和辛香料，烹調出道地的咖哩。

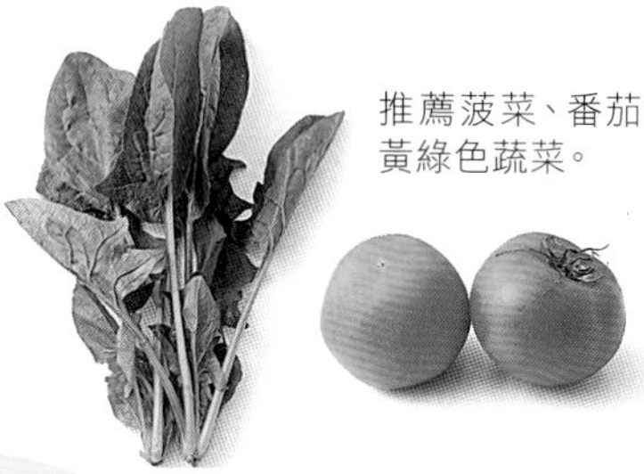

推薦菠菜、番茄等黃綠色蔬菜。

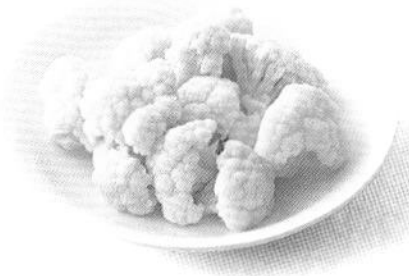

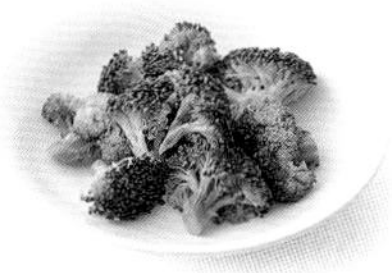

還是想配飯的話，請選擇血糖值較不容易上升的雜糧飯，份量不宜多

因為白米飯會讓血糖值快速上升，請換成糙米飯或雜糧飯、麥飯，富含膳食纖維，能抑制血糖值快速上升。

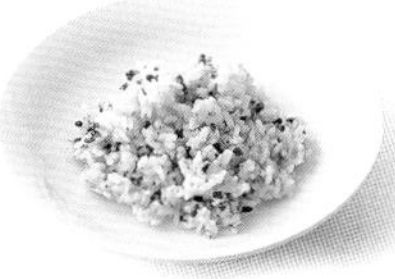

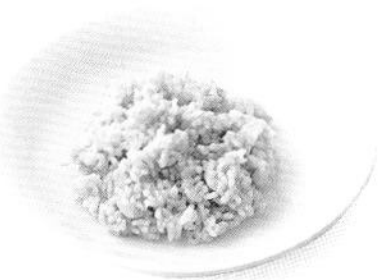

以燙青花菜或白花椰取代白飯

添加蓮藕等根菜類、膳食纖維豐富的菇類的咖哩需要充分咀嚼，絕對能有飽足感。此外，也很推薦用汆燙的青花菜或白花椰取代飯類，一樣份量十足。

椰子油的中鏈脂肪酸

中鏈脂肪酸進入消化道被吸收之後，會運送至肝臟，製造出酮體。酮體會被送至腦部，取代葡萄糖成為大腦的燃料，進而活化腦部，改善&預防阿茲海默症。

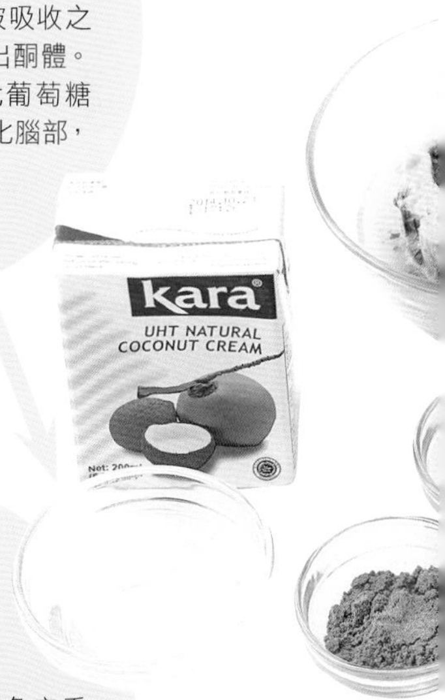

咖哩粉的薑黃素

薑黃素是咖哩粉所含的黃色辛香成分。能阻止β-澱粉樣蛋白沉積，防止腦神經細胞受損，預防阿茲海默症，其功能已被認可，是目前備受矚目的保健成分。

特徵 4

添加多項食材，不配飯也有飽足感！

為了提升效果，必須減少飯類與麵包的攝取量，限制醣分攝取才能讓中鏈脂肪酸產物的酮體充分有效運作。吃咖哩沒配飯會覺得太少的人，可以加入多種蔬菜，增加份量！

活化腦部功能！
「蓮藕鯖魚椰漿咖哩」圖解步驟

椰子油可以帶出辛香料的香氣，以及洋蔥的甜味。

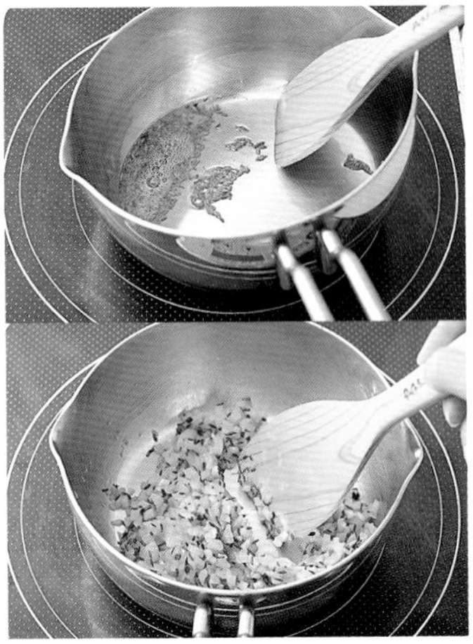

1 椰子油和小茴香籽以小火拌炒。等香味飄出後，加入洋蔥炒至變透明。

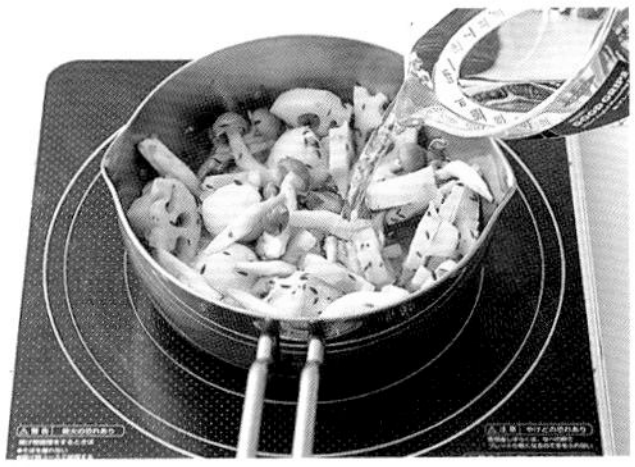

2 加入蔬菜、鴻喜菇一起拌炒。所有食材均勻過油後，加水。

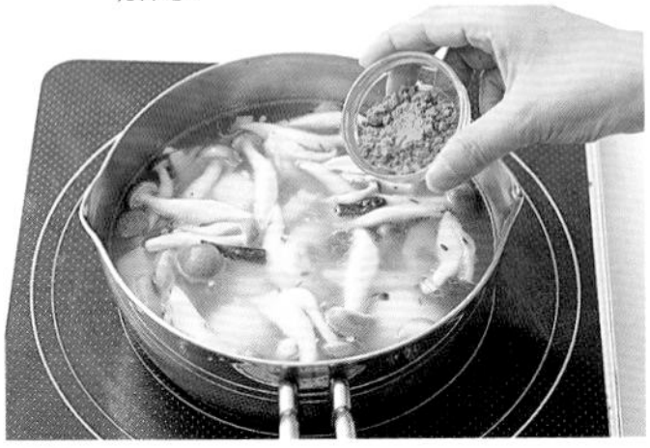

3 加入咖哩粉、椰漿，將蔬菜燉煮到熟透。

大力推薦海鮮類！鮭魚、花枝或蝦子都可以，保證美味

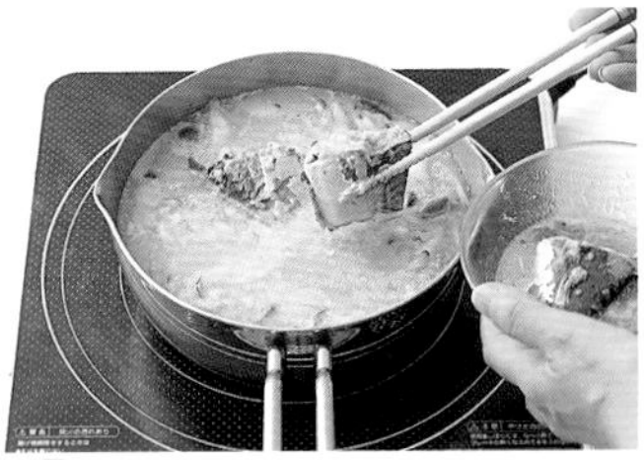

4 水煮鯖魚為了避免煮太爛，最後才連同罐頭汁一起加入熬煮。

椰香風味口感柔順的咖哩
怕辣的人也可以安心品嚐

材料（2人份）

蓮藕…150g
鴻喜菇…½袋
洋蔥…½個
水煮鯖魚罐頭…1罐
小芋頭（冷凍或新鮮）…6個
水…2½杯（500ml）
椰子油…1大匙
小茴香籽…1大匙
咖哩粉…1大匙
紅辣椒（去籽）…1根
椰漿…120g
鹽…約½小匙
胡椒…少許

＊沒有椰漿的話，可用椰奶代替。

作法

1. 蓮藕切成厚3～4mm的扇形。鴻喜菇切去根部，再用手剝開。洋蔥切末。
2. 椰子油、小茴香籽放進鍋裡以小火炒出香味後，加入洋蔥，以小火炒至變透明。
3. 加入**1**的蓮藕、鴻喜菇、芋頭一起炒。所有食材過油炒過後，再加水。
4. 加入咖哩粉、紅辣椒拌均。再加入椰漿混合，以大火煮滾後，轉小火煮7～8分鐘，直到蓮藕變軟（有浮沫要撈掉）。
5. 鯖魚罐頭連同湯汁加入，再煮5分鐘，加鹽、胡椒調味。

腦 健腦食材！

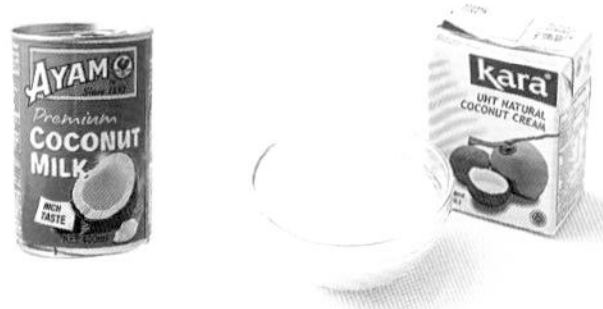

椰漿和椰奶中也含有椰子油

削下椰子的果肉（胚乳），用熱水搓揉，再用布榨出的汁就是椰奶。根據濃度和水分份量分類，濃度高者稱為椰漿。因為椰漿和椰奶都含有椰子油，跟椰子油一起烹調能產生相乘的效果。

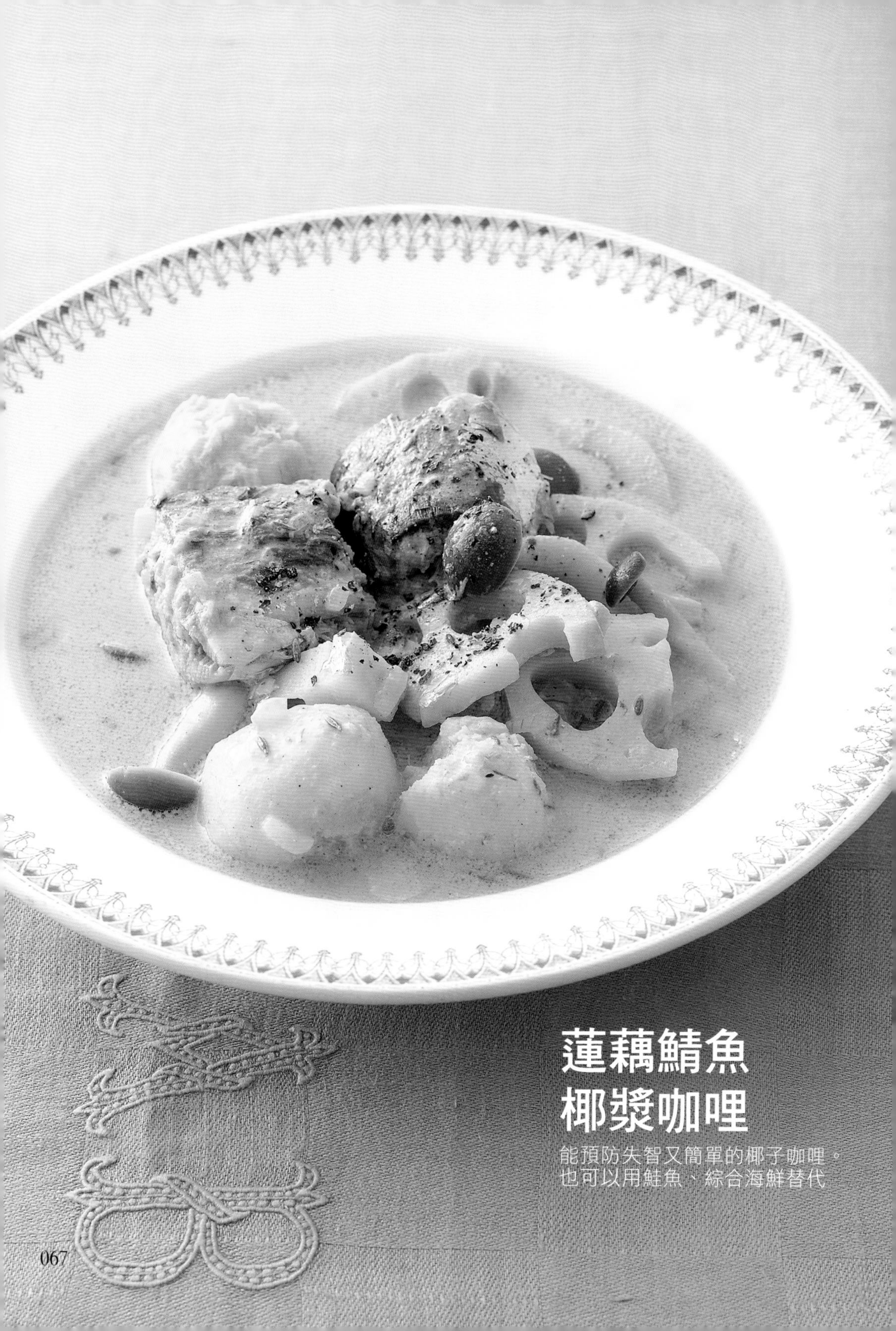

蓮藕鯖魚
椰漿咖哩

能預防失智又簡單的椰子咖哩。
也可以用鮭魚、綜合海鮮替代

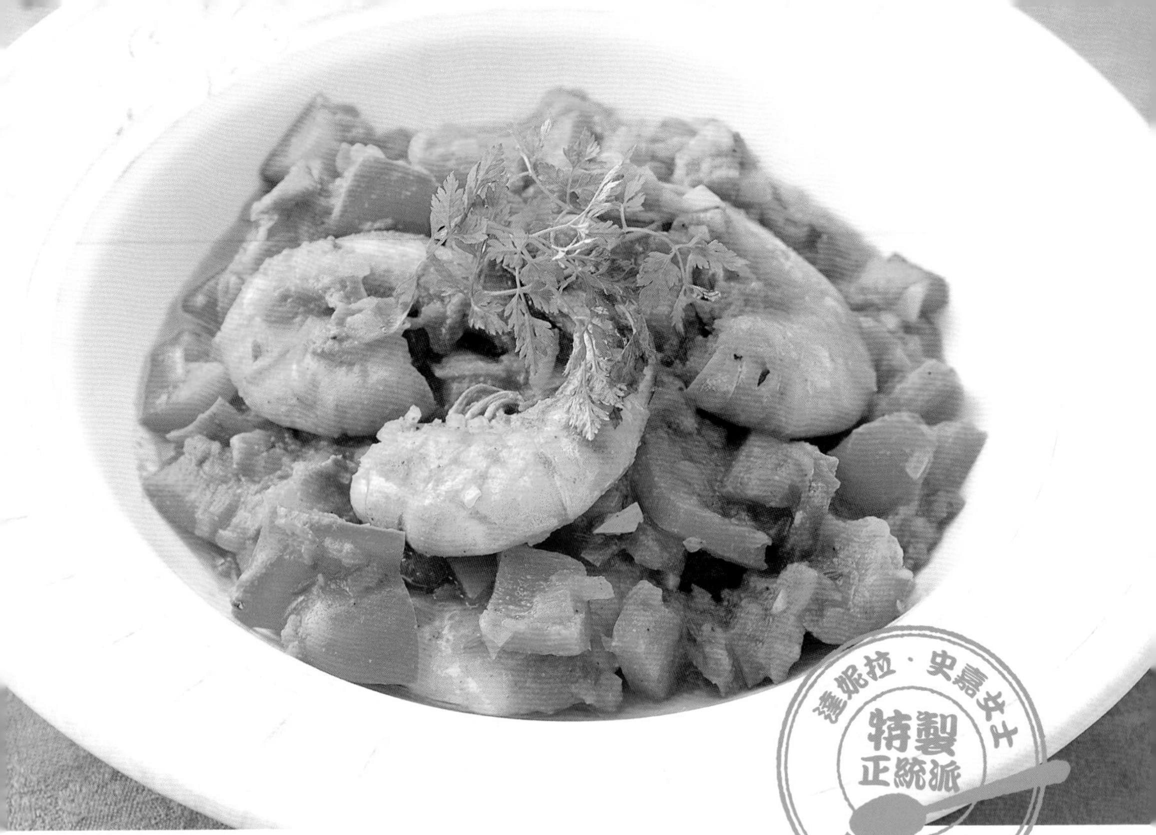

番茄海鮮紅咖哩

用椰子油帶出番茄的甘甜與蝦子的鮮美

材料（2人份）

蝦子…4尾
番茄…1個
紅甜椒…½個
大蒜（拍碎）…1瓣
洋蔥…½個
椰子油…2大匙
小茴香籽…½大匙
水…1杯（200ml）
咖哩粉…1大匙
辣椒粉…1小匙
番紅花（如果有的話）…1小撮
鹽…¼小匙
胡椒…少許

作法

1 蝦子剝殼，只保留尾部。番茄切塊。甜椒切成一口大小。洋蔥切碎末。

2 鍋子裡加入 **1** 大匙椰子油、小茴香籽，以小火拌炒出香味後，加入大蒜、洋蔥，以小火慢炒至洋蔥變透明，取出。

3 再加入剩下的椰子油，放進蝦子炒出香氣後，加入番茄、甜椒一起炒，食材過油加熱後，將 **2** 倒回鍋中。

4 注入水，加入咖哩粉、辣椒粉、番紅花，以中火煮約10分鐘，直到番茄煮爛。加鹽、胡椒調味。

腦 健腦食材！

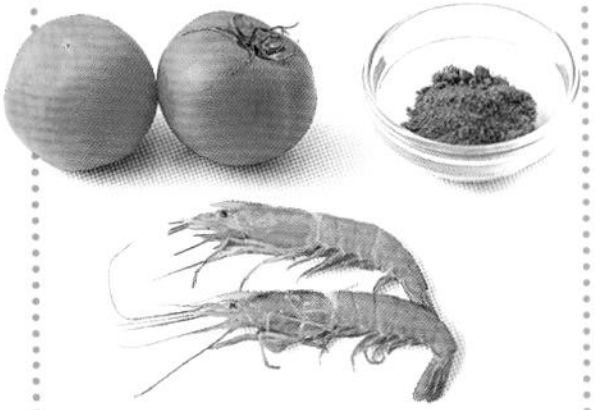

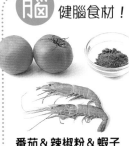

番茄＆辣椒粉＆蝦子

番茄的紅色色素成分為茄紅素，抗氧化效果比β-胡蘿蔔更強。辣椒粉的辣味成分為辣椒素，也具有抗氧化效果，能擊退活性氧，防止老化。蝦子富含能提升肝功能的牛磺酸，紅色色素為蝦紅素，具有高度抗氧化效果，可以預防癌症與防止細胞老化。

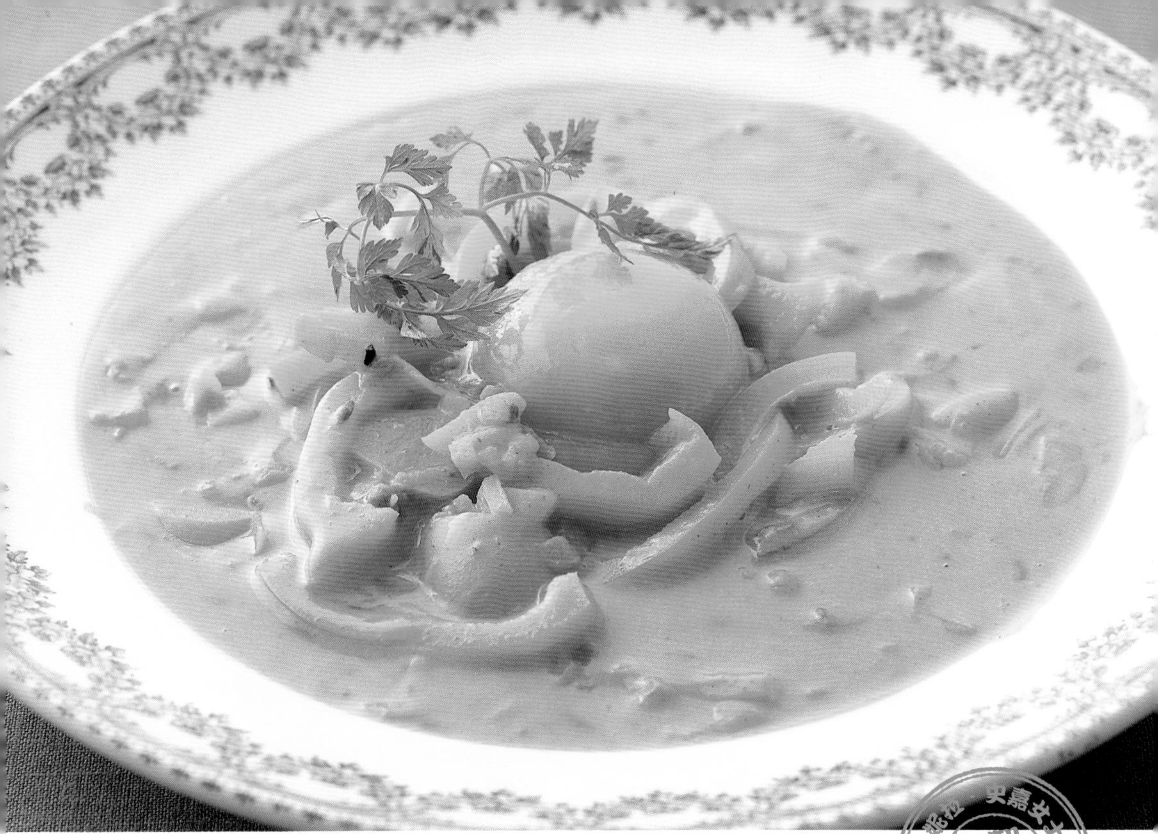

南瓜椰漿黃咖哩

南瓜的甜味讓口感更棒。請一邊攪拌蛋黃一邊享用

材料（2 人份）

南瓜…⅙個
黃甜椒…1 個
洋蔥…½ 個
椰子油…1 大匙
小茴香籽…½ 大匙
椰漿…100g
咖哩粉…1 大匙
番紅花（如果有的話）…1 小撮
鹽…少許
蛋黃…2 個份

＊沒有椰漿的話，可用椰奶代替。

作法

1 南瓜切成一口大小。甜椒切成適當大小。洋蔥切碎末。

2 南瓜放進鍋裡，注入能蓋過南瓜的水量，將南瓜煮軟。

3 平底鍋加入椰子油、小茴香籽，以小火慢慢拌炒出香氣後，放入洋蔥，小火慢炒至變透明。

4 將 **3**、**2** 的南瓜和 100ml 的南瓜煮汁、咖哩粉、椰漿一起倒入果汁機，攪打至呈現滑順狀態。

5 將 **4** 和 **1** 的甜椒、番紅花放進鍋裡煮，煮滾後，加鹽調味，熄火。盛盤後，擺上蛋黃。

＊步驟 4 也可以不將食材放進果汁機攪打，改成將食材放進鍋裡，使用打蛋器壓碎也行，不過成品不會呈現滑順感。

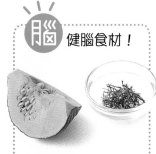

腦 健腦食材！

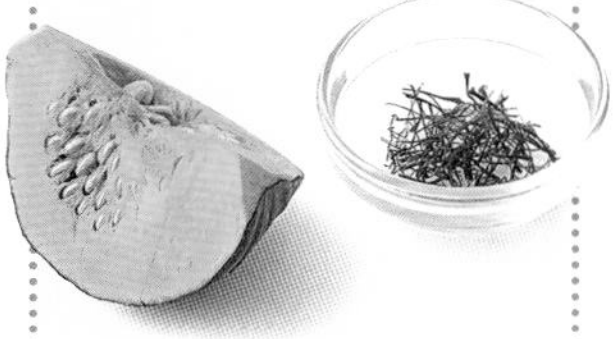

南瓜＆番紅花

南瓜的黃色色素為 β-胡蘿蔔素與葉黃素，具有優異的抗氧化效果，可以防止老化。番紅花的黃色色素為番黃花素，可以改善大腦的學習能力。

材料（2～3 人份）

鵪鶉蛋…6 個
芋頭（冷凍或新鮮）…小型 12 個
嫩豆腐…½ 塊
洋蔥…½ 個
小茴香籽…½ 大匙
椰子油…1 大匙
椰漿…100g
咖哩粉…½ 大匙
青辣椒（如果有的話）…½ 根
鹽…½ 小匙

＊沒有椰漿的話，可用椰奶代替。

作法

1 將鵪鶉蛋、芋頭、切成一口大小的豆腐放進鍋裡，注入能淹蓋過食材的水量，開火煮。
2 洋蔥切碎末。
3 椰子油、小茴香籽放進平底鍋，以小火炒至香味溢出後，加入洋蔥，以小火慢炒至透明。
4 將 **3**、**1** 的煮汁 300ml、一半份量的芋頭、咖哩粉、椰漿放進果汁機攪打至滑順狀態。
5 將 **4** 倒於另一個鍋子，加入鹽、青辣椒加熱。
6 將 **1** 的食材盛盤，淋上 **5**。

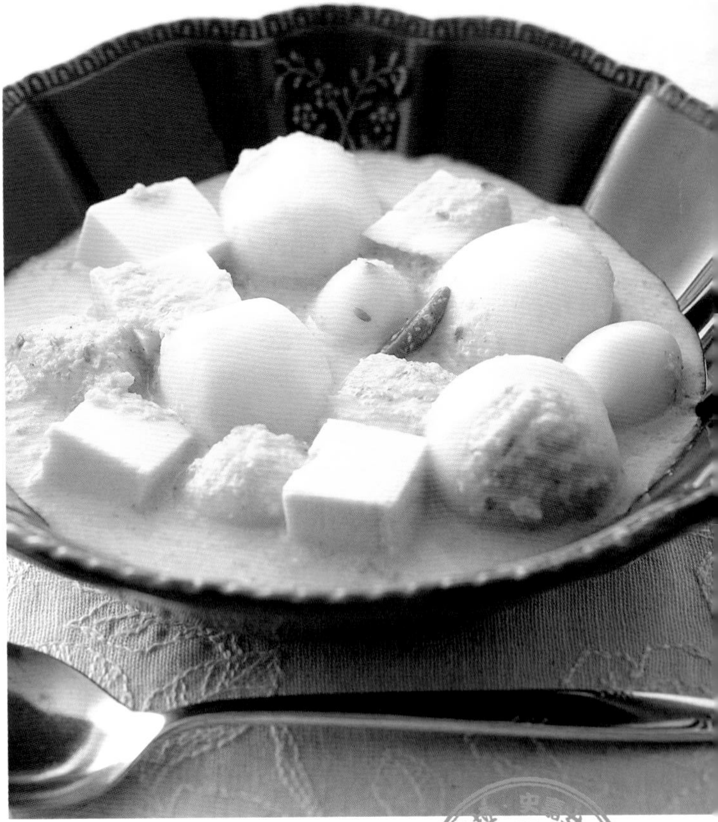

椰漿白咖哩

口感溫潤的咖哩。
請淋在豆腐或燙蔬菜上享用

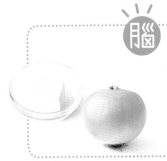

腦 健腦食材！

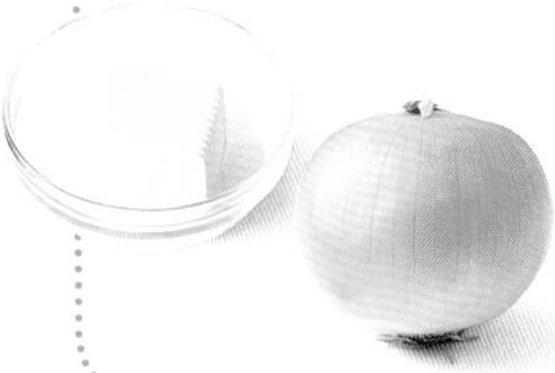

豆腐＆洋蔥

大豆所含的卵磷脂成分能促進大腦神經傳導物質的合成，強化腦功能，有效預防失智症。洋蔥的辛辣成分為大蒜素，有清血效果，可以預防血栓。

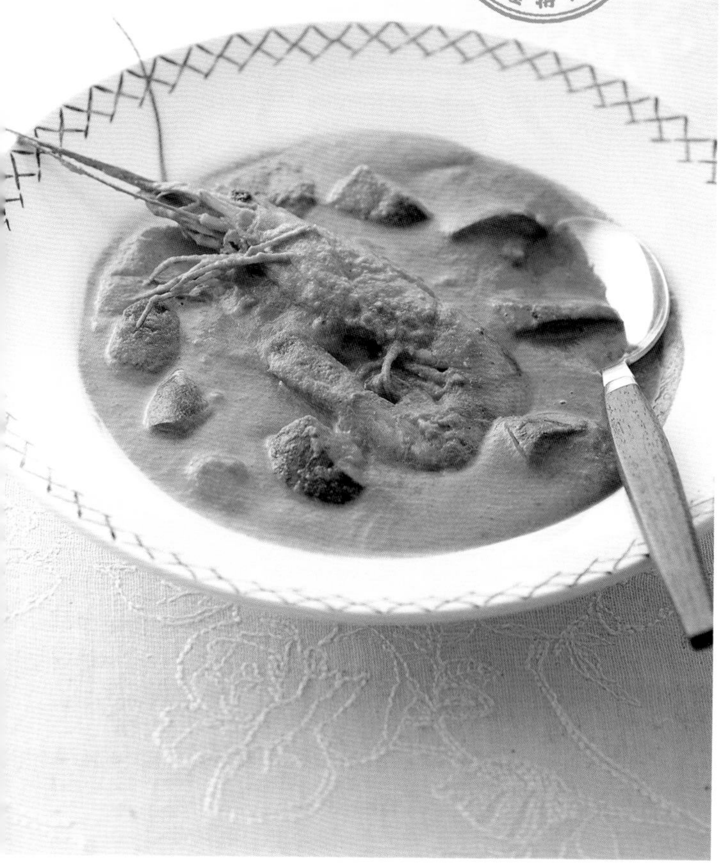

鮮蝦椰漿綠咖哩

美味不輸餐廳料理，最適合宴客的絕品咖哩

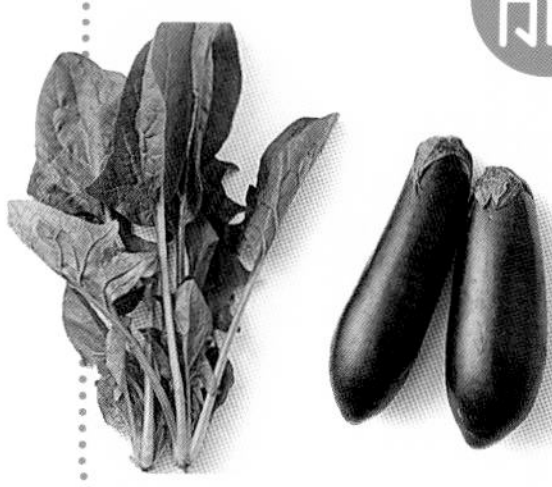

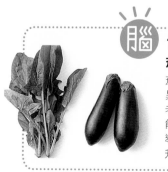

健腦食材！

茄子＆菠菜

茄子和菠菜的色素成分具有優異抗氧化效果，可以預防細胞老化。茄子的機能性成分膽鹼能提高肝臟功能，促進神經傳導物質的合成，活化腦部，提升記憶力等作用。

材料（2 人份）

蝦子（有頭蝦）…大型 2 尾
茄子…2 個
椰子油…1 大匙
洋蔥…1 個
菠菜…160g

A
- 香菜根…1 株
- 薑…1 塊（10g）
- 檸檬香茅（如果有的話）…5g
- 檸檬葉（如果有的話）…1 片
- 大蒜（拍碎）…1 瓣
- 青辣椒…1 根
- 櫻花蝦（乾燥）…1 大匙（10g）
- 孜然粉…1 小匙
- 豆蔻粉…1 小匙
- 粗粒黑胡椒…⅓ 小匙

椰漿…100g
蜂蜜…1 大匙
鹽…約 ½ 小匙

＊沒有椰漿的話，可用椰奶代替。

作法

1. 洋蔥放進鍋裡，注入能淹蓋過食材的水量。煮滾後轉小火再煮約 20 分鐘，煮至洋蔥變軟。
2. 用另一個鍋子裝水煮滾，將菠菜快速汆燙後，泡一下冷水，置於網勺上，擰出水分瀝乾，切成適當長度。
3. 將 A、**1** 的洋蔥、1 杯洋蔥煮汁、椰漿、蜂蜜放進果汁機攪打均勻後，加入 **2** 的菠菜，繼續攪打至滑順狀態。
4. 椰子油倒入平底鍋加熱，放入蝦子、切成一口大小的茄子拌炒到蝦殼溢出香氣後，轉小火續炒。
5. 加入 **3**，煮滾後，以小火續煮 5 分鐘，加鹽調味。

椰子油
湯品食譜

不容易氧化變質的椰子油很適合加熱烹調。
建議每日餐桌上都有能攝取到椰子油的湯品。

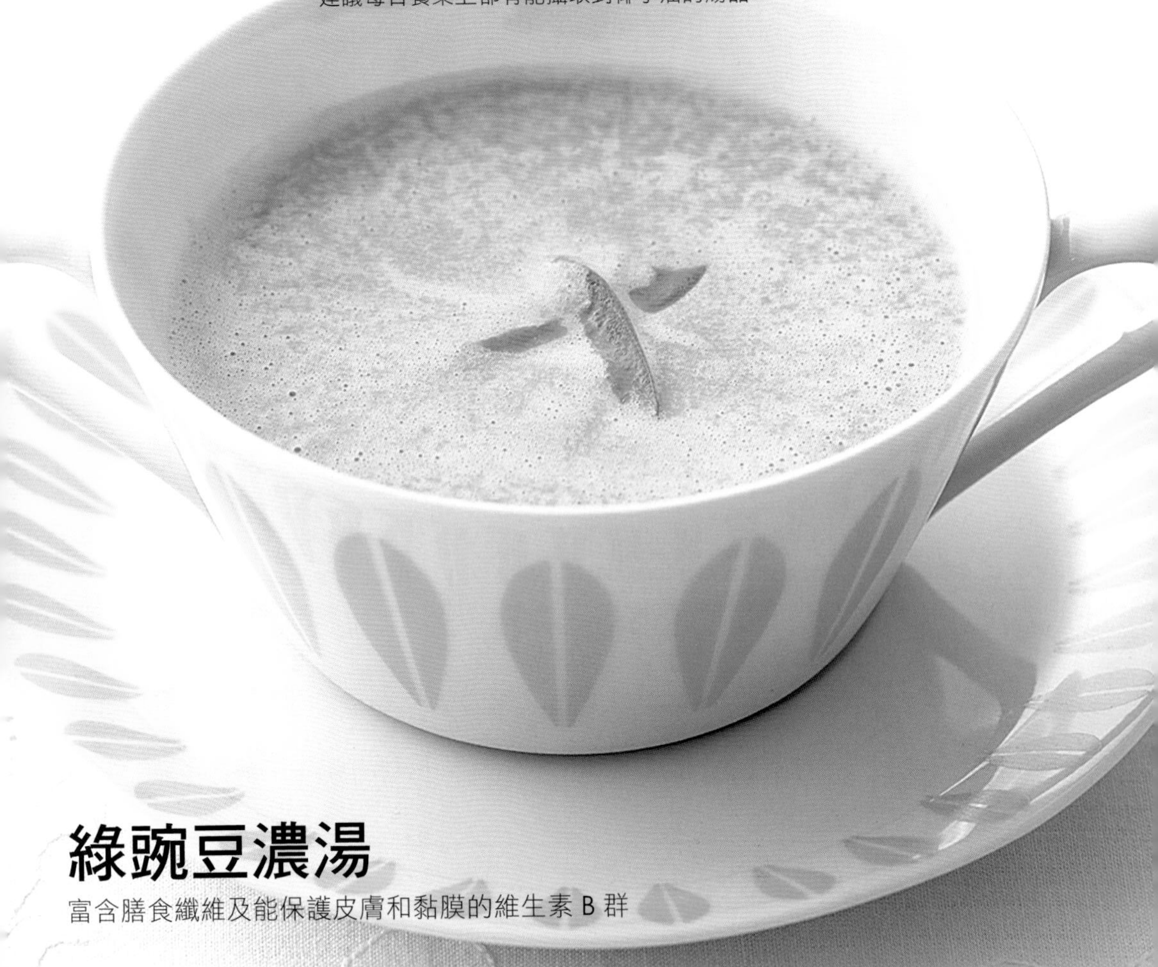

綠豌豆濃湯

富含膳食纖維及能保護皮膚和黏膜的維生素 B 群

材料（1～2 人份）

冷凍綠豌豆（青豆仁）…100g
高湯…150ml
椰子油…1 大匙
鹽…1 撮

作法

1 綠豌豆快速浸一下水解凍，放進果汁機裡。加入高湯、椰子油、鹽，攪打至滑順狀態。

2 倒回鍋裡加熱後盛碗，依喜好擺上切細絲的甜椒裝飾。

＊高湯可依個人喜好選擇柴魚高湯或昆布高湯。（之後的高湯沒有特別標示者，也是一樣。）

紅蘿蔔濃湯

光是粉嫩顏色的外觀就非常美麗的湯品

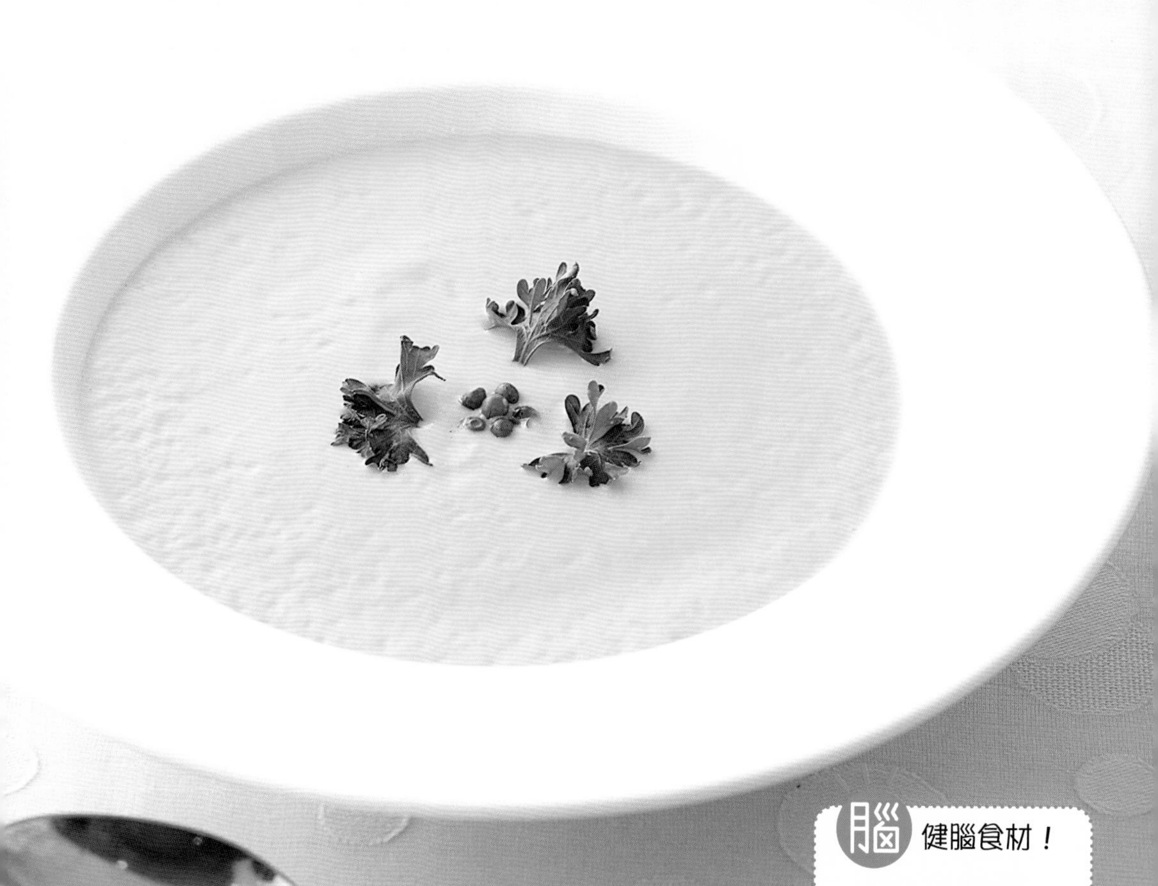

材料（1～2人份）

紅蘿蔔…小型1根（140g）
豆漿…150ml
椰子油…1大匙
鹽…¼小匙

作法

1 紅蘿蔔切成一口大小放入鍋中，加入能淹蓋過食材的水量，將紅蘿蔔煮軟。

2 將**1**的紅蘿蔔、豆漿、紅蘿蔔煮汁（視情況約50～100ml）、椰子油、鹽放進果汁機，攪打至滑順狀態。

3 倒回鍋子迅速加熱一下後盛盤，依喜好放上粉紅胡椒粒、西洋芹裝飾。

腦 健腦食材！

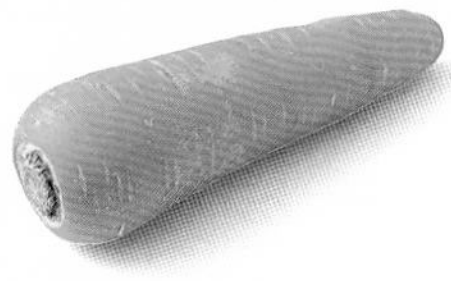

紅蘿蔔

紅蘿蔔中具有抗氧化效果的β-胡蘿蔔素，是所有蔬菜中含量最高。此外，還富含具有高度抗氧化效果的α-胡蘿蔔素和紅色色素的茄紅素等成分。能發揮加乘效果，防止細胞老化。

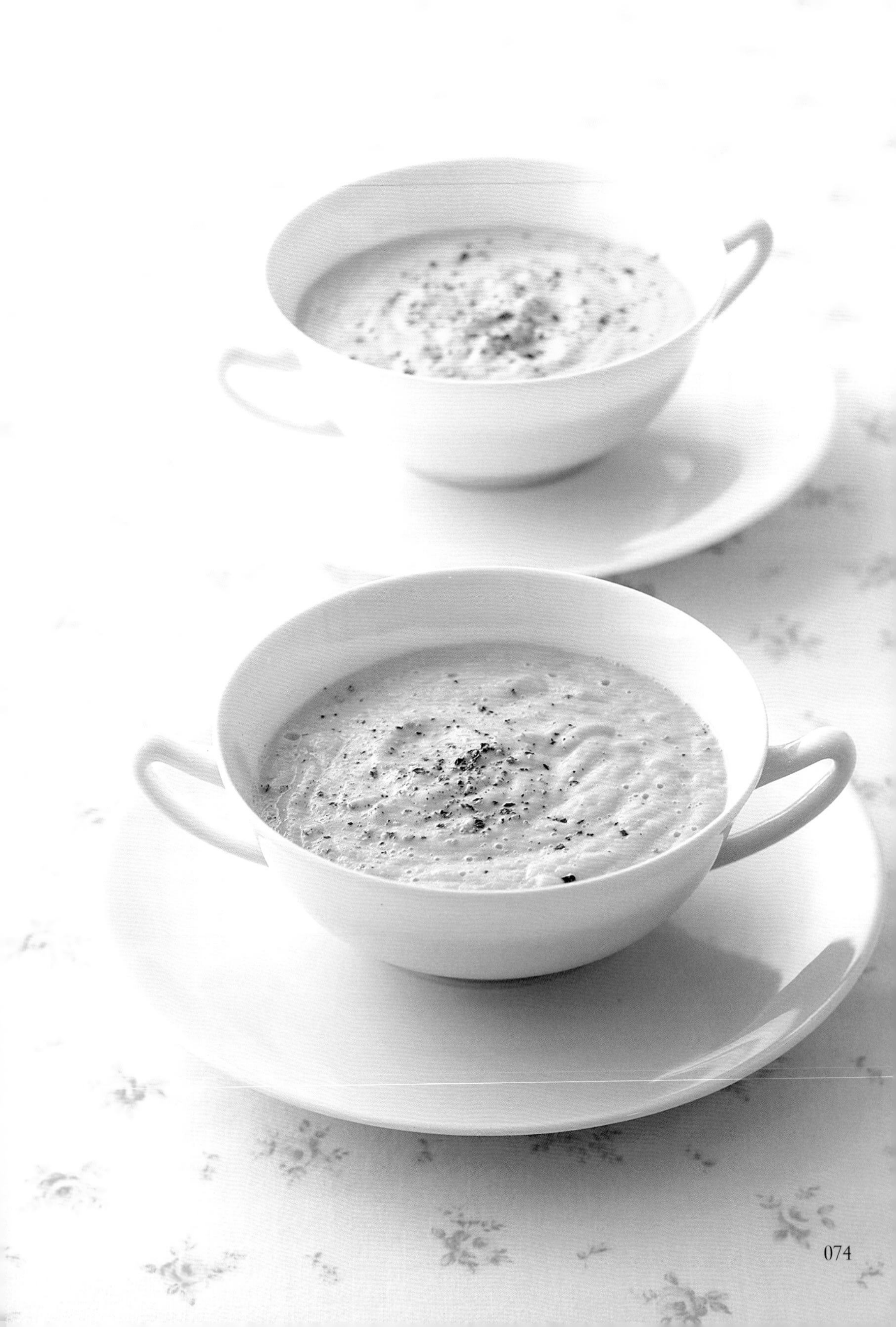

酪梨濃湯

酪梨和椰子都富含大量維生素 E

材料（1～2 人份）

酪梨…1 個（不含籽 200g）
芹菜…1 根（90g）
椰漿…3 大匙
高湯…1 杯（200ml）
椰子油…1～2 小匙
鹽…2 撮
胡椒…少許

＊沒有椰子油的話，可用椰漿代替。

作法

1 酪梨果肉切成適當大小，放進果汁機中，切成一口大小的芹菜、椰漿、高湯、椰子油、鹽也放入果汁機中，攪打至滑順狀態。

2 盛碗，撒上胡椒。若想喝溫熱的湯，可放入鍋中稍微加熱後，再盛碗。

腦 健腦食材！

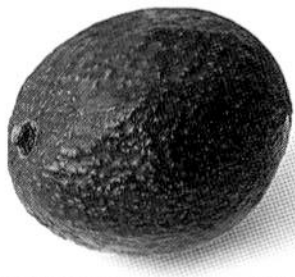

酪梨
酪梨含有能強化肝功能的抗氧化物質穀胱甘肽，除了能還原、消除活性氧，預防老化外，還可以強化排毒功能。並富含維生素 E 和維生素 B 群，能維持肌膚健康。

地瓜濃湯

口感甘甜滑順，非常容易入口。
推薦當早餐飲用

材料（1～2 人份）

地瓜…½ 個（150g）
椰漿…60g
椰子油…1～2 小匙
鹽…¼ 小匙

＊沒有椰漿的話，可用椰奶代替。

作法

1 地瓜切成一口大小，注入能淹蓋過食材的水量，煮到變軟。

2 將 **1** 的地瓜和 1 杯（200ml）煮汁、椰漿、椰子油、鹽放進果汁機，攪打至滑順狀態。

3 倒回鍋裡稍微加熱後盛盤，依個人喜好擺山椒芽裝飾。

＊步驟 2 也可不將食材放進果汁機攪打，改成將食材放進鍋裡，用打蛋器壓碎。

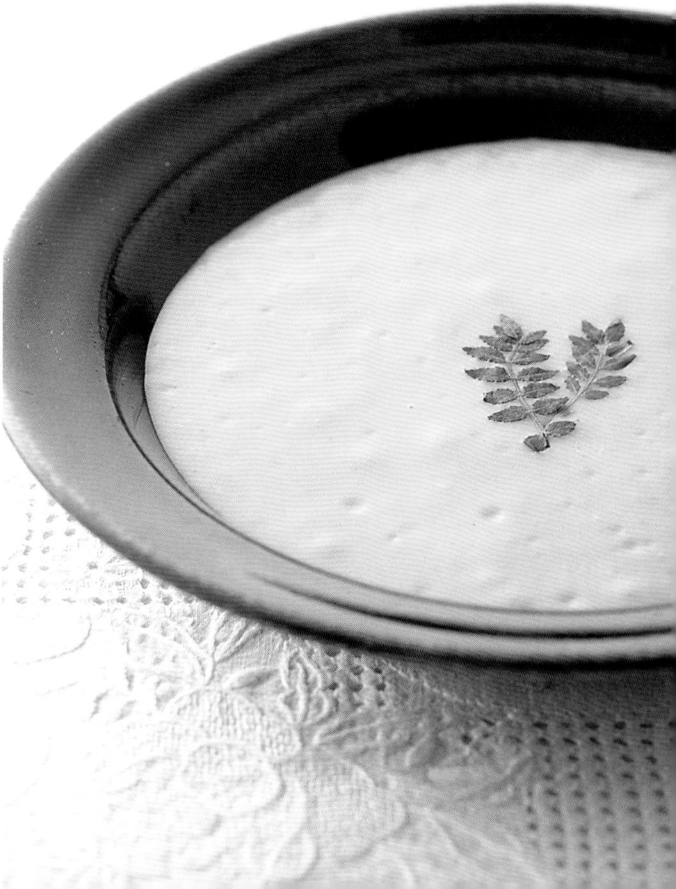

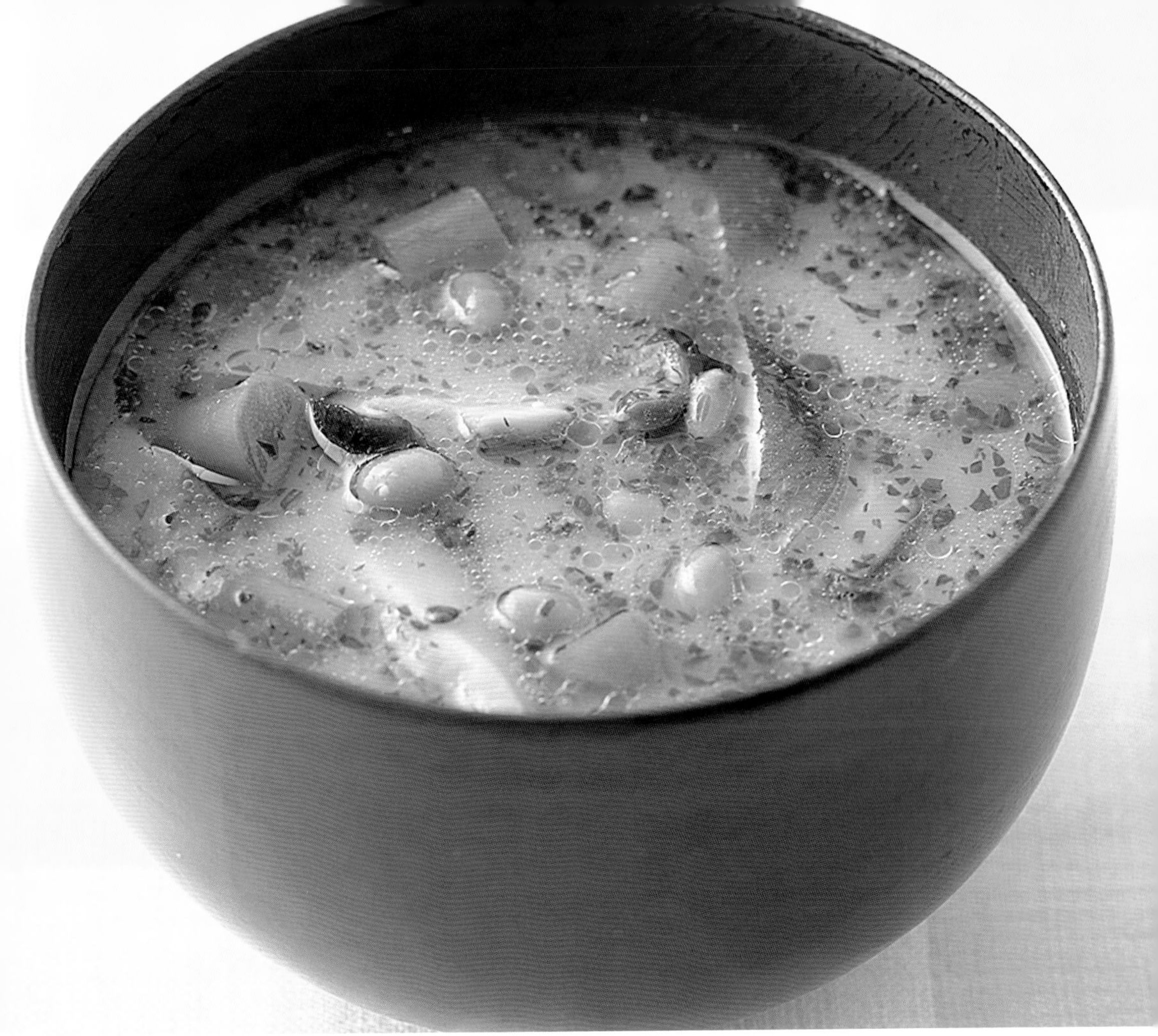

納豆味噌湯

將椰子油融入和風料理的一道湯品

材料（2 人份）
納豆…2 盒
綠蘆筍…4 根
新鮮香菇…3 朵
乾香菇（泡水變軟）…2 朵
水…2 杯（400ml）
味噌…2 大匙
椰子油…1 大匙
西洋芹（切碎末）…少許

作法

1 使用削皮器削去蘆筍根部較硬的部分，再切成長 5mm 小段。新鮮香菇切去梗，再切成薄片。乾香菇泡水（份量外），切去梗，再切薄片。泡香菇水留著備用。

2 將 **1** 的泡香菇水倒進鍋裡，煮滾後放入蘆筍、香菇，煮 3 ～ 4 分鐘直到蔬菜煮熟。

3 加入納豆攪拌，溶解味噌，加入椰子油後盛碗，撒上西洋芹菜末。

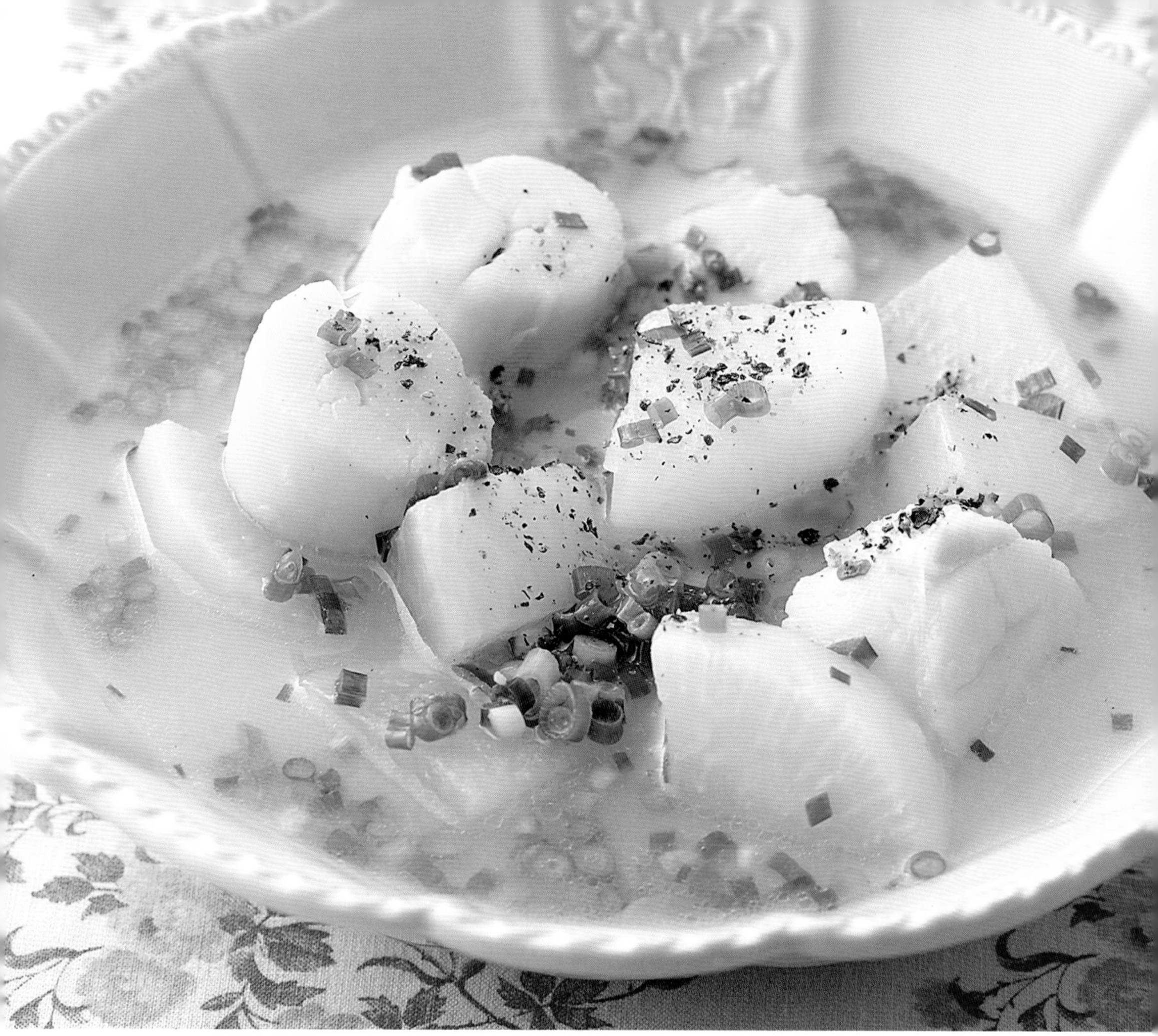

白蘿蔔扇貝湯

椰子油讓扇貝如同生蠔般鮮甜

材料（1～2 人份）

白蘿蔔…約⅙根（150g）
扇貝干貝…4 個
椰子油…1½ 小匙
鹽…½ 小匙
胡椒…少許
萬能蔥（切末）…3～4 根

作法

1 白蘿蔔切成厚 1cm 的扇形，放進鍋裡，注入能淹蓋過食材的水量，煮約 15 分鐘。蘿蔔煮軟後取出，煮汁留 250ml（不夠的話，加水補足）備用。

2 準備另一個鍋子，加熱椰子油，以中火炒干貝。干貝整個炒至金黃色後，加入 1 的煮汁、白蘿蔔，煮滾後加入鹽、胡椒調味，再撒上萬能蔥。

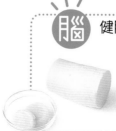

腦 健腦食材！

扇貝＆白蘿蔔

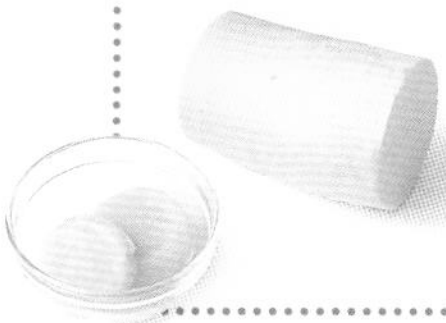

扇貝富含牛磺酸，能幫助肝臟功能運作，還能讓血壓和血糖等維持正常值。白蘿蔔能將致癌的有害物質排出體外，具有很強的解毒功能。

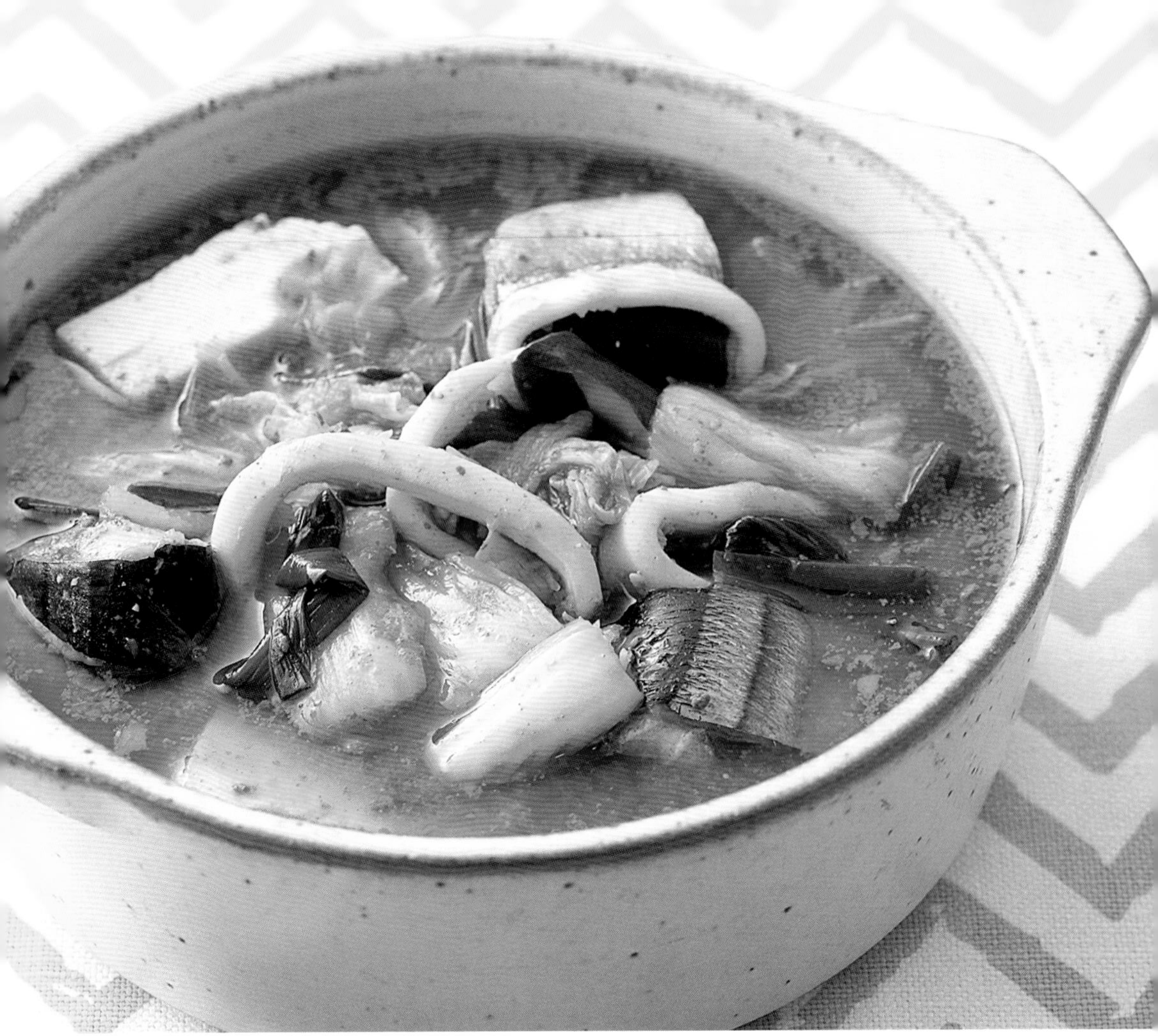

海鮮辣湯

韓國泡菜的辣味跟椰子油竟是如此契合！

材料（2人份）

花枝…1尾
秋刀魚…1尾
嫩豆腐…½塊
白菜韓國泡菜…100g
韭菜…50g
大蒜（拍碎）…1瓣
高湯…3杯（600ml）
韓式辣醬…2大匙
味噌…2大匙
紅辣椒（去籽）…1根
椰子油…1大匙

作法

1. 花枝去除內臟、軟骨後剝皮，身體部分切成圓片，腳切成適當大小。秋刀魚切小段，豆腐和韭菜切成適當大小。
2. 高湯倒進鍋裡煮滾後，放入花枝、秋刀魚、豆腐、泡菜、韭菜、大蒜、紅辣椒，煮7～8分鐘。
3. 加入調勻的韓式辣醬和味噌，最後淋上椰子油。

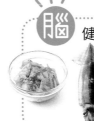

腦 健腦食材！

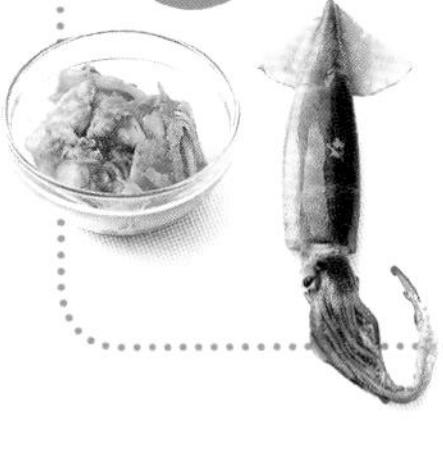

花枝＆韓國泡菜

花枝富含優質蛋白質，還含有能強化肝臟功能的牛磺酸，能降低血中膽固醇。韓國泡菜含有豐富植物性乳酸菌，能調整腸道環境。

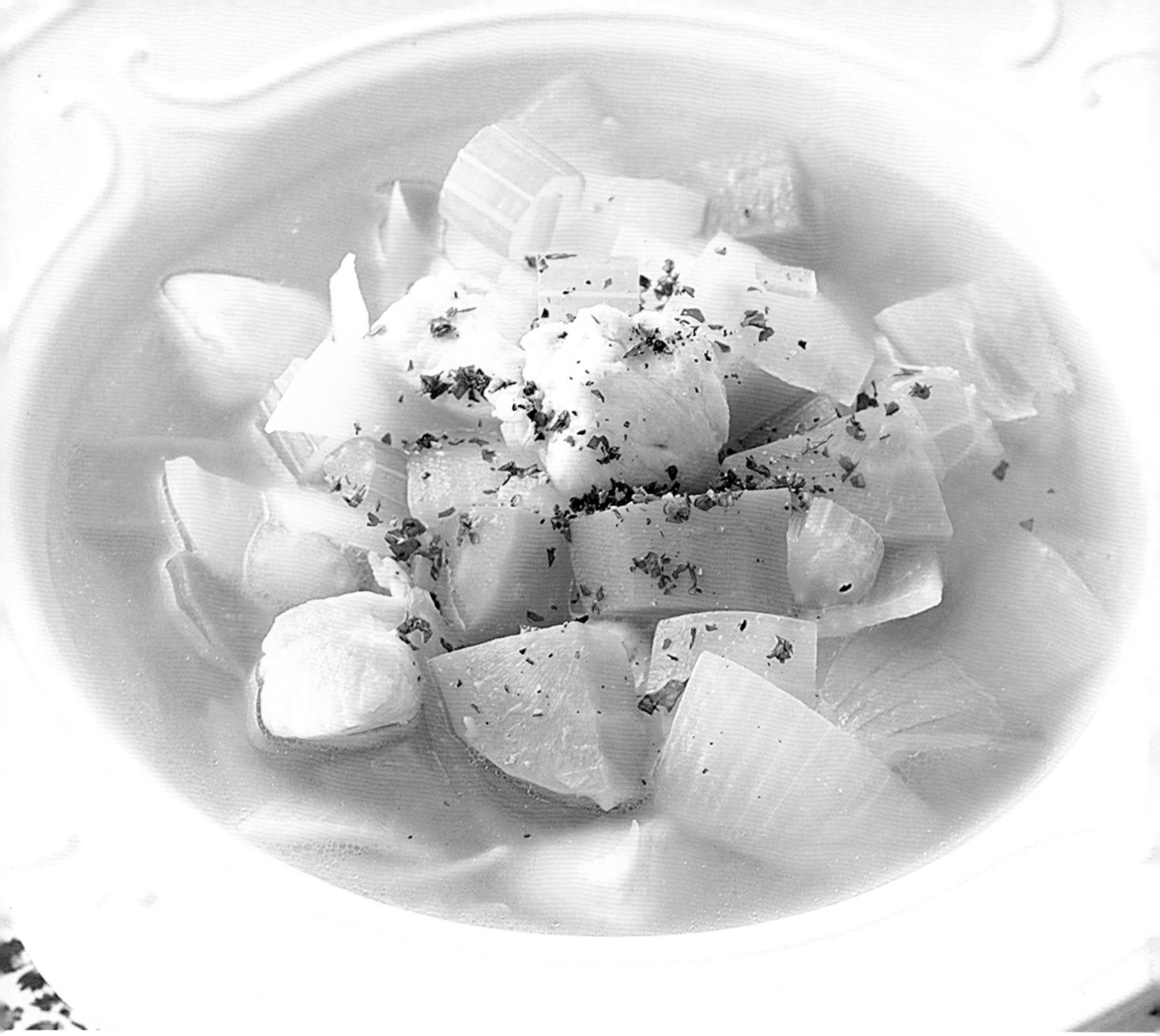

雞里肌蔬菜湯

低脂蛋白質的雞里肌＆富含維生素的蔬菜

材料（1～2人份）

雞里肌…2片
芹菜…½根（40g）
紅蘿蔔…¼根（50g）
洋蔥…½個（80g）
椰子油…½小匙
水…1¼杯（250ml）
鹽…¼小匙
西洋芹（切碎末）…少許

作法

1 雞里肌、芹菜各切成一口大小。紅蘿蔔、洋蔥也切成一口大小。

2 椰子油到入鍋裡加熱，以中火炒雞里肌，將整體炒至金黃色後，加入**1**的蔬菜，再快速炒一下。

3 所有食材過油後加水煮滾，轉小火再續煮約10分鐘，煮至蔬菜變軟。加鹽調味，視個人喜好撒上西洋芹末。

西班牙式蛋餅

用冰箱裡剩下的蔬菜就 OK，
重點在於鬆軟的口感。

材料（2～3人份）

馬鈴薯…1 個
紅蘿蔔…¼ 根
綠蘆筍…2 根
蛋…3 個（L 尺寸）
椰子油…1 大匙
鹽…¼ 小匙
胡椒…少許
西洋芹…少許

作法

1 馬鈴薯、紅蘿蔔分別切成小塊。用削皮器削除綠蘆筍根部較硬部分，切成 1cm 小段。蛋打散，加入鹽、胡椒。

2 椰子油倒入小平底鍋（直徑 16cm 左右）加熱，放進 **1** 的蔬菜，以中小火炒。蔬菜過油後，倒入蛋液，稍微輕輕攪拌，蓋上鍋蓋，以小火燜燒 10 ～ 15 分鐘。

3 底部呈現金黃色，所有食材大約七分熟後，用大盤子蓋在平底鍋後翻面，再將食物滑回平底鍋中，另一面再煎 5 分鐘，煎至金黃色後盛盤，擺上西洋芹裝飾。

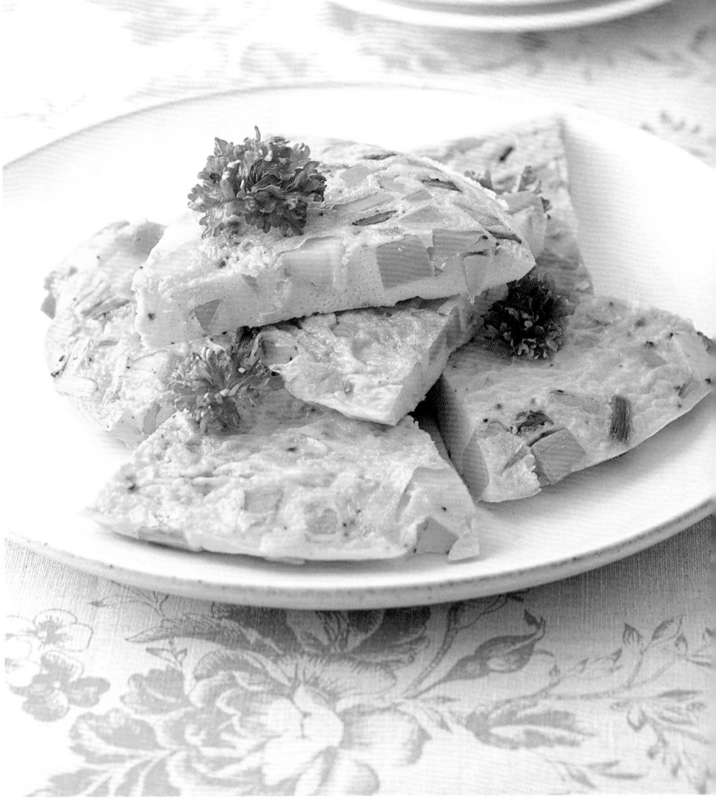

腦 健腦食材！

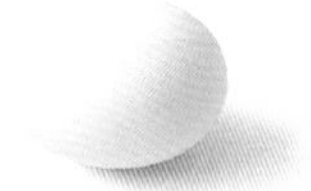

蛋

蛋含有豐富的優質蛋白質，特別是含有身體所需的必需胺基酸，可以說是營養均衡的優秀食品。此外，蛋黃所含的卵磷脂正是腦部和神經細胞含量最多的成分，能成為細胞膜和神經傳導物質的原料。

椰子油
平底鍋料理

使用椰子油當作炒菜油，輕鬆就能完成的快炒和蛋類料理。
可以自行變化食材，烹調出更多樣化的美味料理，
讓油子油輕鬆融入每日的菜單中。

香煎扇貝與小松菜

使用椰子油不怕會有水水的感覺，口感爽脆

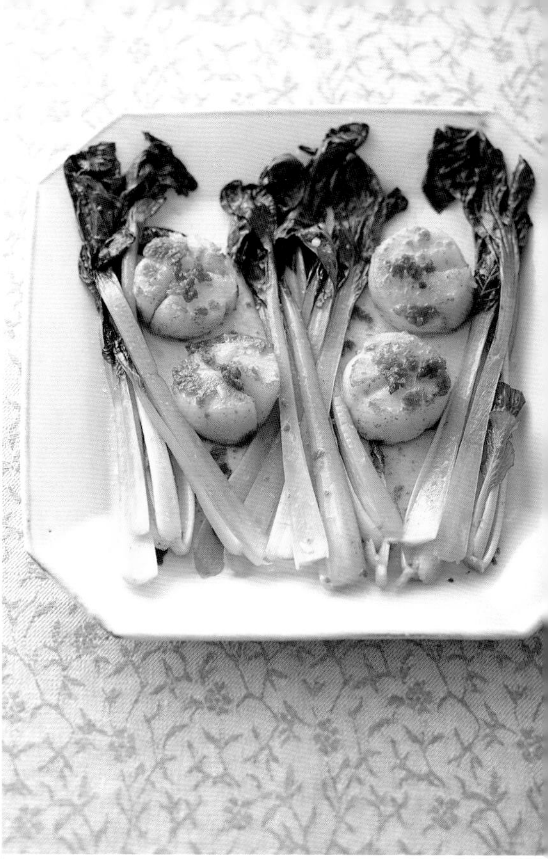

材料（2 人份）

扇貝干貝…大型 4 個
小松菜…2 株
椰子油…1 大匙
咖哩粉…½ 小匙
鹽…適量

作法

1 切掉小松菜的根部後剝開。

2 椰子油倒入平底鍋加熱，放入干貝以中小火煎至整個呈現金黃色，撒上少許鹽、咖哩粉，拌一下後取出。

3 小松菜放入 **2** 的平底鍋，為了保留清脆口感，稍微炒一下即可，再撒上鹽、**2** 的干貝一起盛盤。

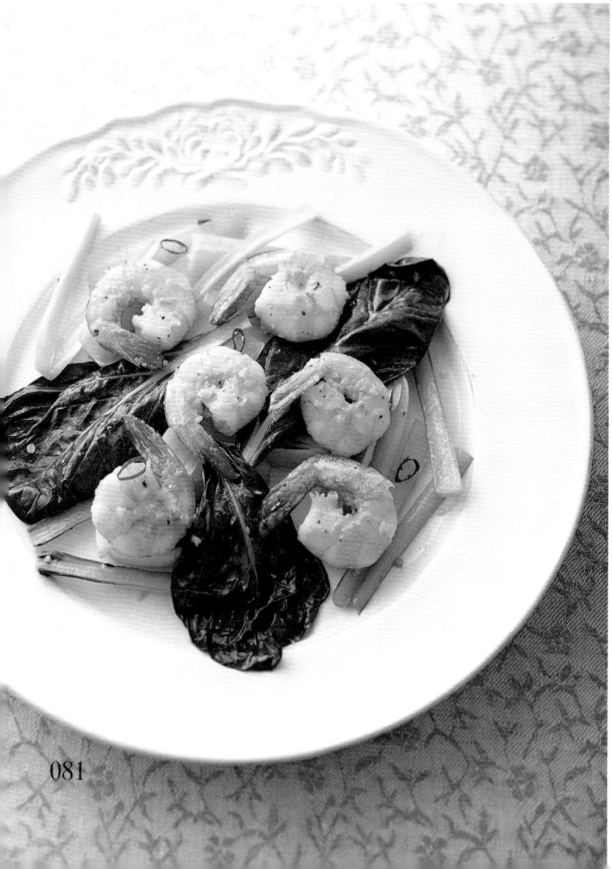

鹽麴炒蝦與青江菜

椰子的香甜能帶出快炒料理的濃郁美味

材料（2 人份）

蝦子…6 尾
青江菜…2 株
椰子油…1 大匙
鹽麴…1 大匙
薑泥…½ 小匙
紅辣椒（切圓片）…½ 根
胡椒…少許

作法

1 蝦子剝殼，保留尾部，剔除背部腸泥，與鹽麴、薑泥混合均勻後醃 5 分鐘。青江菜切去根部，再依長度對半切。

2 椰子油倒入平底鍋加熱，放進 **1** 的蝦子、紅辣椒，以中火拌炒。

3 蝦子變色後，加入青江菜，為了保留青脆口感，快速炒一下即可，撒上胡椒後盛盤。

椰子油
宴客料理

介紹使用椰子油烹調的宴客料理。
雖然稍微比較費工，
但保證都是堅持原味的道地料理，能充滿自信上菜宴客。
＊ 82 ～ 85 頁的食譜，如果沒有椰漿的話，皆可用椰奶代替。

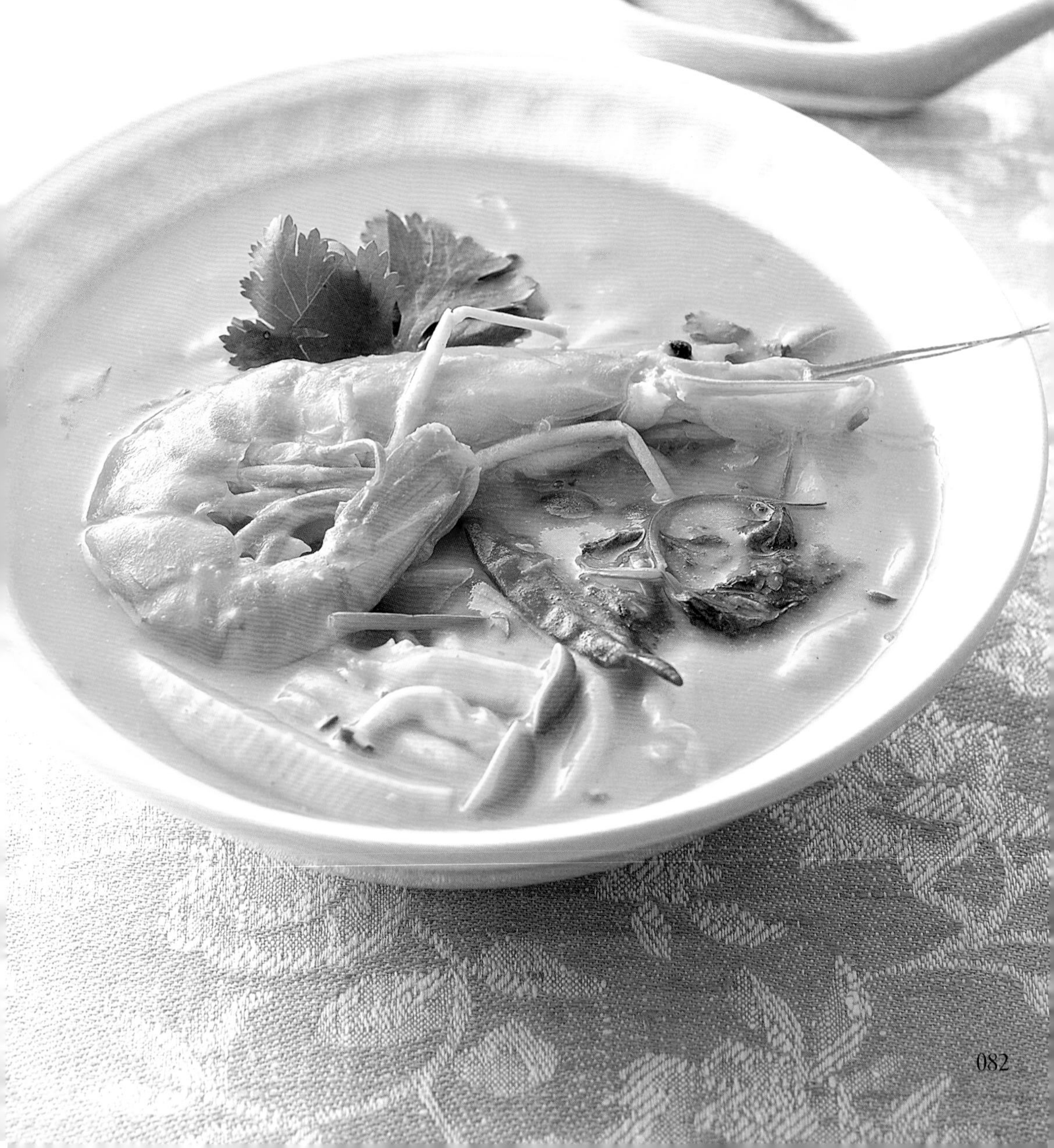

泰式酸辣蝦湯

降低辣度，更容易入口
酸酸甜甜的好滋味

材料（2～3人份）

蝦子（盡量選擇帶頭的蝦）…大型2尾
鴻喜菇…½袋
水煮竹筍…½袋
番茄…1個
地瓜…¼個
椰漿…350g
泰式酸辣湯醬底（市售品）…1⅔大匙
水…250ml
紅辣椒（去籽）…1根
薑…2塊
椰子油…1½大匙
鹽…¼小匙
胡椒…少許
香菜…少許

作法

1 鴻喜菇切除根部後剝開。竹筍、番茄切成一口大小。地瓜連皮滾刀切小塊。

2 鍋裡注入能淹蓋過地瓜的水量，將地瓜煮軟。

3 將**2**的地瓜、地瓜煮汁250ml、椰漿、泰式酸辣湯醬底、鹽放入果汁機，攪打至滑順狀態。

4 鍋子加水煮滾後放進蝦子、鴻喜菇、竹筍、番茄、紅辣椒、薑，以中小火煮7～8分鐘。

5 加入**3**，再續煮約5分鐘，加鹽（份量外）、胡椒調味，淋上椰子油後盛盤，擺上香菜裝飾。

＊步驟3可以不將食材放進果汁機攪拌，改成將食材放進鍋裡，用打蛋器壓碎，只是成品不會呈現滑順狀態。

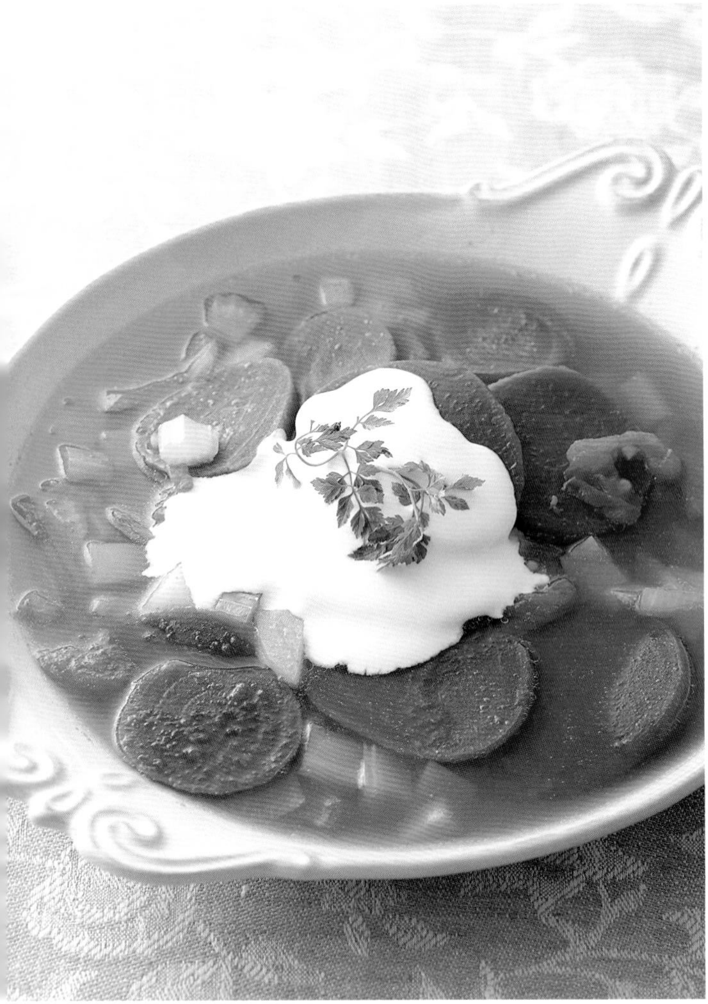

羅宋湯

羅宋湯不可或缺的甜菜根
具有高度抗氧化效果

材料（2人份）

水煮甜菜根（罐頭）…200g
洋蔥…½個
馬鈴薯…½個
紅蘿蔔…½根
芹菜…½根
番茄…1個
大蒜（拍碎）…1瓣
椰子油…1大匙
水…2½杯（500ml）
醋…3大匙
鹽…¼小匙
椰漿…適量

作法

1 甜菜根罐頭瀝掉汁，若是塊狀的話，切成厚5mm的圓片。洋蔥、馬鈴薯、紅蘿蔔切丁。芹菜、番茄也切丁。

2 椰子油倒入鍋裡加熱，以小火炒大蒜、洋蔥、芹菜。炒香後放入紅蘿蔔、馬鈴薯一起炒。

3 加入水、醋、甜菜根、番茄，煮滾後轉小火再煮約10分鐘，煮至蔬菜變軟。

4 加鹽調味，盛盤，淋上1～2大匙椰子油，有的話再擺上香草植物做裝飾。

蛤蜊巧達湯

牛磺酸豐富的蛤蜊能提升肝臟功能

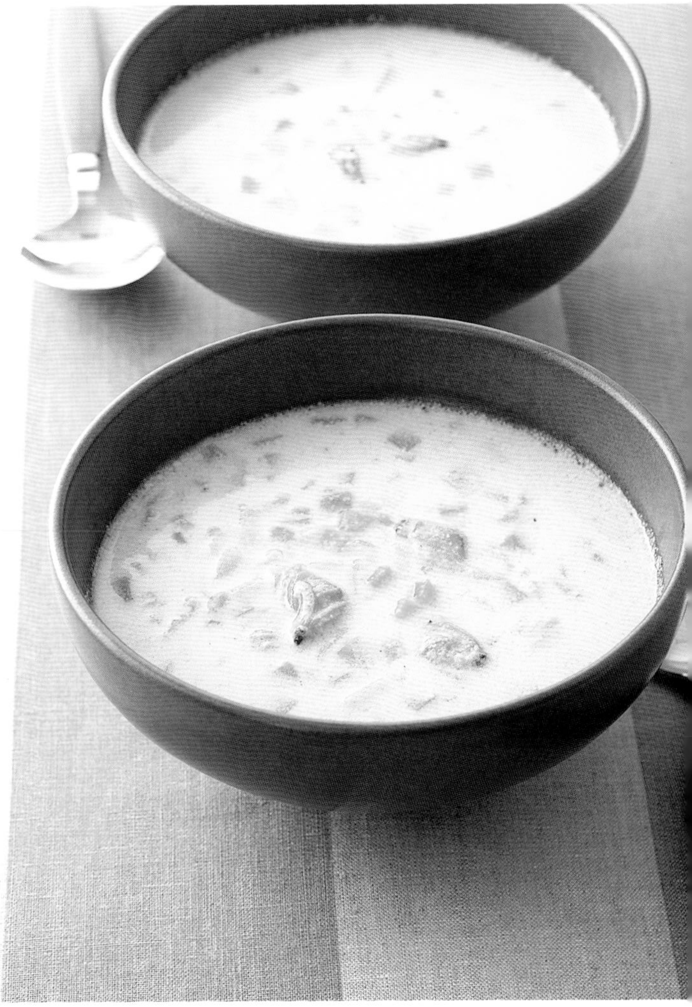

材料（2 人份）

蛤蜊（已吐沙）…300g
洋蔥…½ 個
紅蘿蔔…½ 根
馬鈴薯…1 個
水…2 杯（400ml）
椰子油…1 大匙
豆漿…½ 杯（100ml）
椰漿…50ml
帕瑪森起士…2 大匙
鹽、胡椒…各少許

作法

1 洋蔥、紅蘿蔔、馬鈴薯切小丁

2 蛤蜊和水倒進鍋裡，開火煮到蛤蜊開口，去殼挑出蛤蜊肉，泡在煮汁裡備用。

3 一半份量的馬鈴薯放入鍋內，用淹過馬鈴薯的水量，一起煮，煮好後放在網勺上。

4 椰子油倒入鍋裡加熱，放入洋蔥、紅蘿蔔、剩下的馬鈴薯，以中火拌炒，再加入 **2** 煮蛤蜊的水、豆漿、椰漿，再煮約 5 分鐘。

5 將 **3** 的馬鈴薯、**4** 的煮汁 ½ 杯倒進果汁機，攪打成滑順狀態。

6 將 **5**、帕瑪森起士、**2** 的蛤蜊肉加進 **4** 裡，迅速煮一下，再加鹽、胡椒調味。

椰子油
沙拉醬＆沙拉

試試看用椰子油自製沙拉醬吧！
要留意椰子油遇冷會凝固。因此，放冰箱冷藏、保存的沙拉並不適合椰子油沙拉醬。
最好還是現做現吃，並且做一次就能用完的份量。

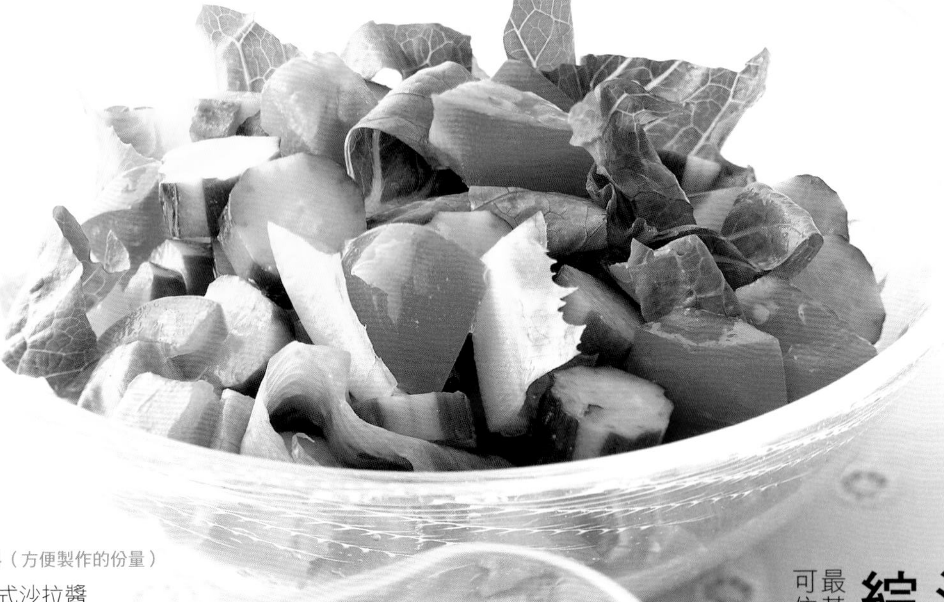

法式沙拉醬＆綜合沙拉

最基本的沙拉醬。可依個人喜好加入香草植物

材料（方便製作的份量）

●法式沙拉醬
椰子油…2 大匙
醋…3 大匙
檸檬汁…½ 個份
蜂蜜…1 大匙

●綜合沙拉
羅蔓萵苣、番茄、小黃瓜等…適量

作法

1 將法式沙拉醬的材料拌勻。加入蜂蜜，視個人喜歡的甜度增減用量。椰子油遇冷會凝固，所以拌好後不要放冰箱冷藏。如果沒用完，冷藏可保存約 3 天，用的時候再隔水加熱融化。

2 蔬菜切成適當大小後盛盤，淋上法式沙拉醬。

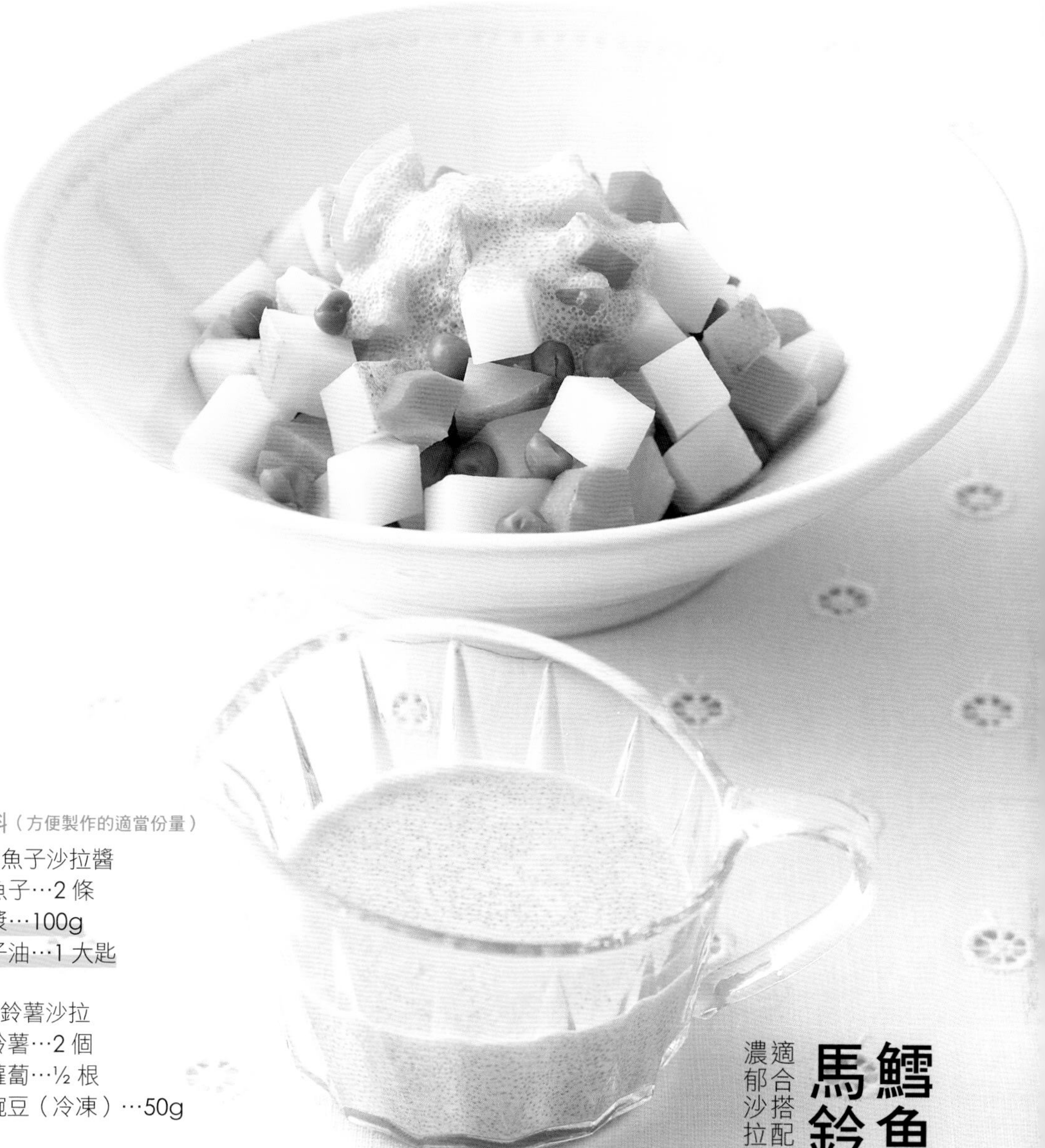

鱈魚子沙拉醬&馬鈴薯沙拉

適合搭配燙蔬菜和豆類的濃郁沙拉醬

材料（方便製作的適當份量）

●鱈魚子沙拉醬
鱈魚子…2 條
椰漿…100g
椰子油…1 大匙

●馬鈴薯沙拉
馬鈴薯…2 個
紅蘿蔔…½ 根
綠豌豆（冷凍）…50g

＊沒有椰漿的話，可用椰奶代替。

作法

1 在鱈魚子的薄皮上劃刀紋打開，再用菜刀將裡面的魚卵挖出，放進大碗裡。加入椰漿、椰子油，拌勻。

2 馬鈴薯、紅蘿蔔切成 7 ～ 8mm 塊狀，注入能淹蓋過食材的水量煮軟。最後加入綠豌豆，快速汆燙後將全部食材撈出，放在網勺上瀝乾水分。盛盤，淋上鱈魚子沙拉醬。

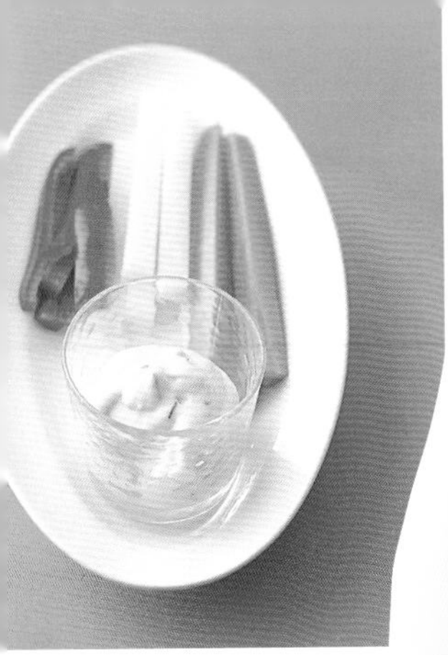

加了椰子油和蔥末的
美乃滋沾醬

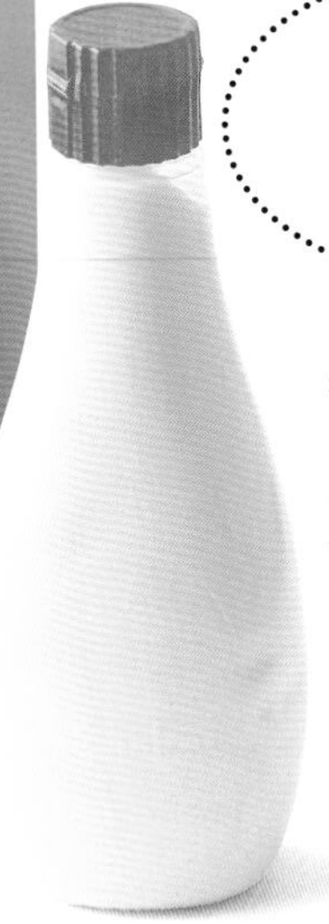

椰子油
×
美乃滋

因為與酸味契合，當然也跟美乃滋相當對味。加上一點市售的美乃滋，就可以呈現不同風味，請盡情發揮創意。

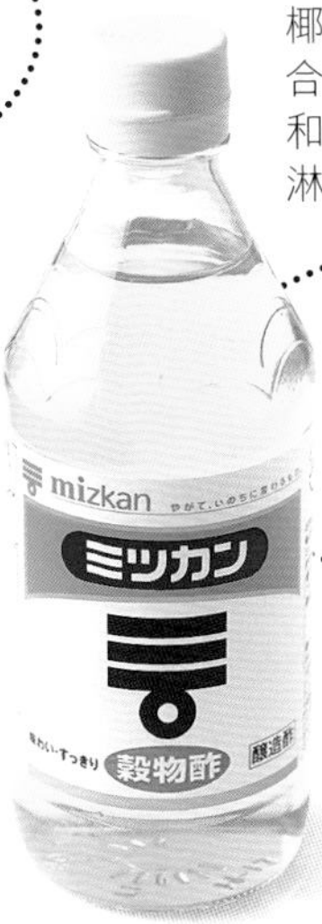

椰子油與酸味相當契合，可以讓味道更柔和。非常推薦製作成淋醬。

椰子油
×
醋

和椰子油最對味的調味料

椰子油在我國的普及率並不高。
因此，本單元將介紹適合搭配的調味料，可作為調理時的參考。
＊基本調味料鹽、胡椒會受到搭配的肉、魚類、蔬菜等食材風味所影響，因此未列入本單元。

椰子油
×
味噌

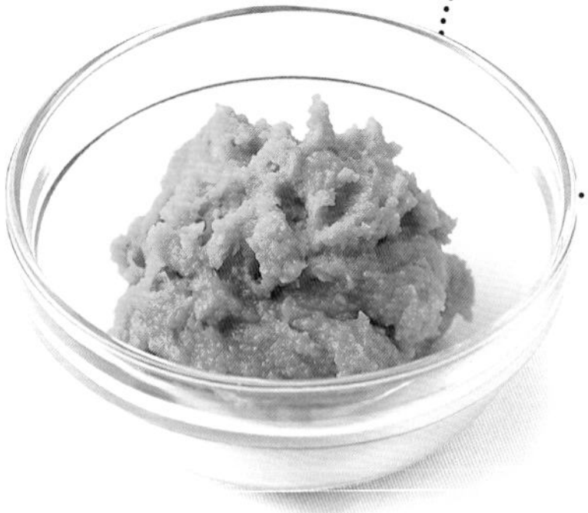

椰子油的香氣與味噌風味相當速配。煮味噌湯時，最後再加點椰子油，或是加在市售的味噌醬汁裡也很美味。

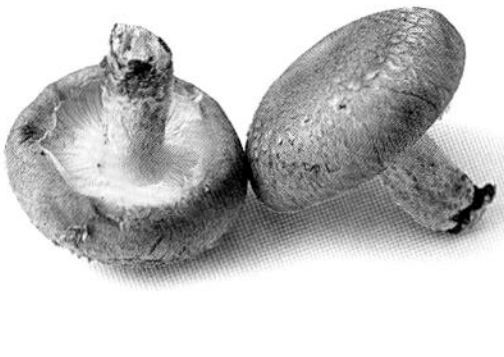

加了椰子油的味噌醬汁，
與烤香菇等的菇類很搭。

椰子油跟檸檬的酸當然契合了。除了當作沙拉醬外，也可以加在檸檬水裡。

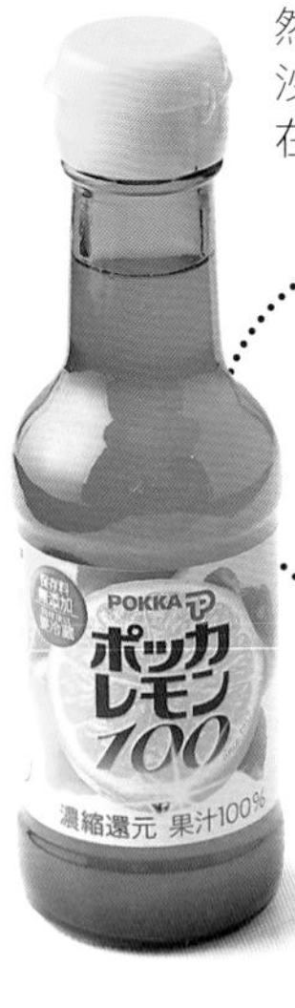

椰子油
×
檸檬汁

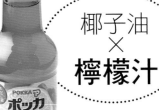

椰子油 × 伍斯特醬

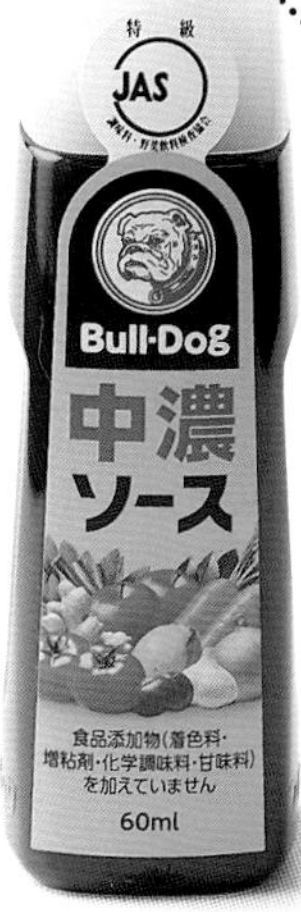

伍斯特醬的酸甜滋味與椰子油相當契合。雖然適合各種類型，但力行限醣飲食的人請選擇甜度較低的伍斯特黑醋醬。

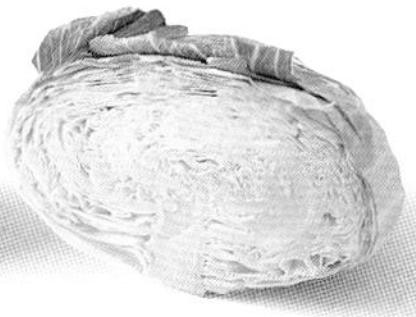

加了椰子油的醬汁拌在炒好的高麗菜中也非常美味。

椰子油 × 芥末籽醬

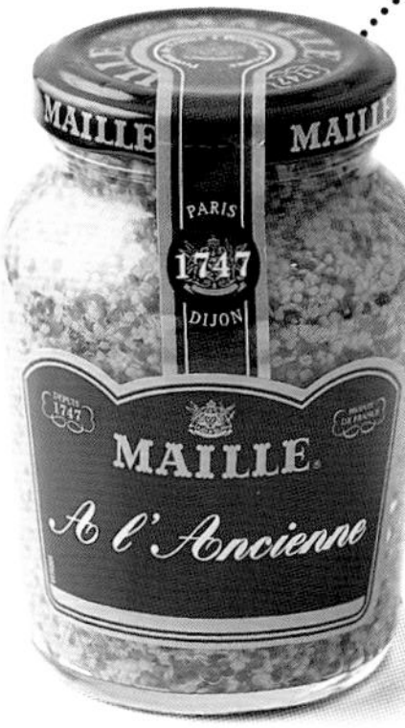

芥末籽醬的酸味與微苦的椰子油很契合。請將椰子油加進淋醬等試試看。

椰子油 × 咖哩粉

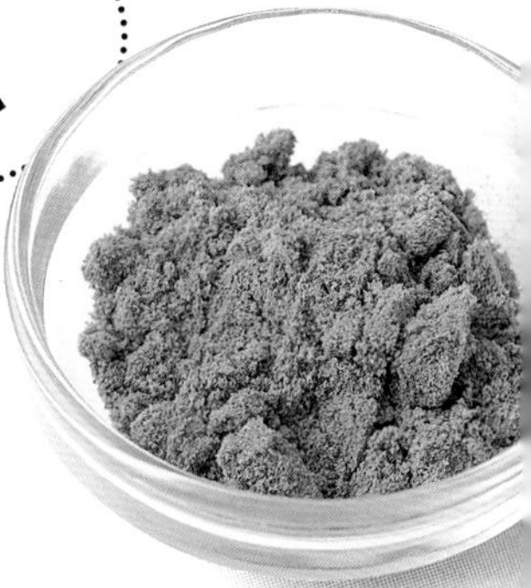

椰子油與咖哩粉簡直是完美組合！用椰子油代替炒菜油的話，加一點咖哩味道絕對不會錯。

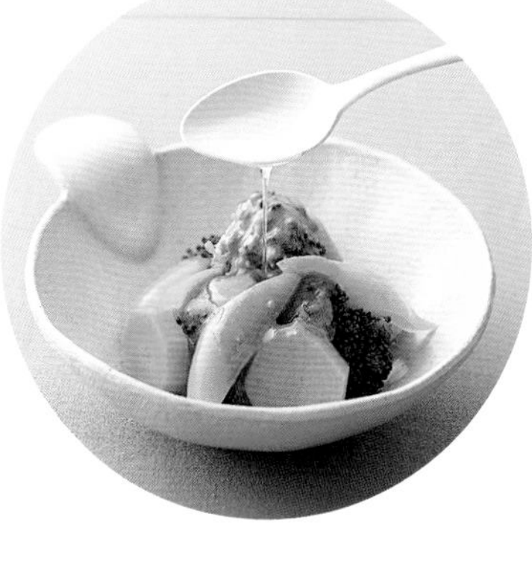

市售芝麻醬汁和椰子油混合，淋在蒸蔬菜上面。

椰子油 × 芝麻醬

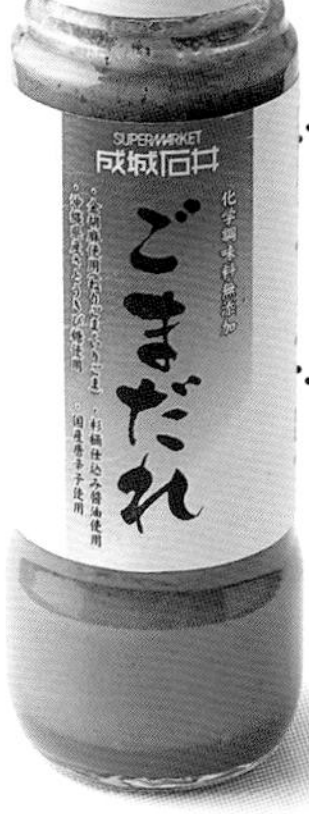

將市售芝麻糊和椰子油拌在一起，就是自製芝麻醬汁。在市售芝麻醬汁中加一點也是非常美味。

椰子油 × 番茄醬

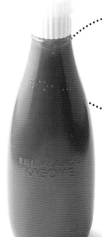

酸酸甜甜的番茄醬能中和椰子油的獨特味道。不過，市售的番茄醬偏甜，力行限醣飲食的人要控制攝取量。

熱奶昔

以椰漿取代牛奶

材料（1人份）

椰漿…120g
蛋黃…1個
香草棒…½根（或少許香草精）
水…1⅓大匙（20ml）
蜂蜜…1大匙
椰子油…1～2小匙

＊沒有椰漿的話，可用椰奶代替。

作法

1 所有材料放進鍋裡（用菜刀挖出香草棒裡的豆子，放進鍋裡），用打蛋器確實攪拌。

2 以小火加熱。加熱過度的話蛋會變成固體，因此請小心控制火候。以不沸騰的狀態加熱後熄火，倒在容器裡。

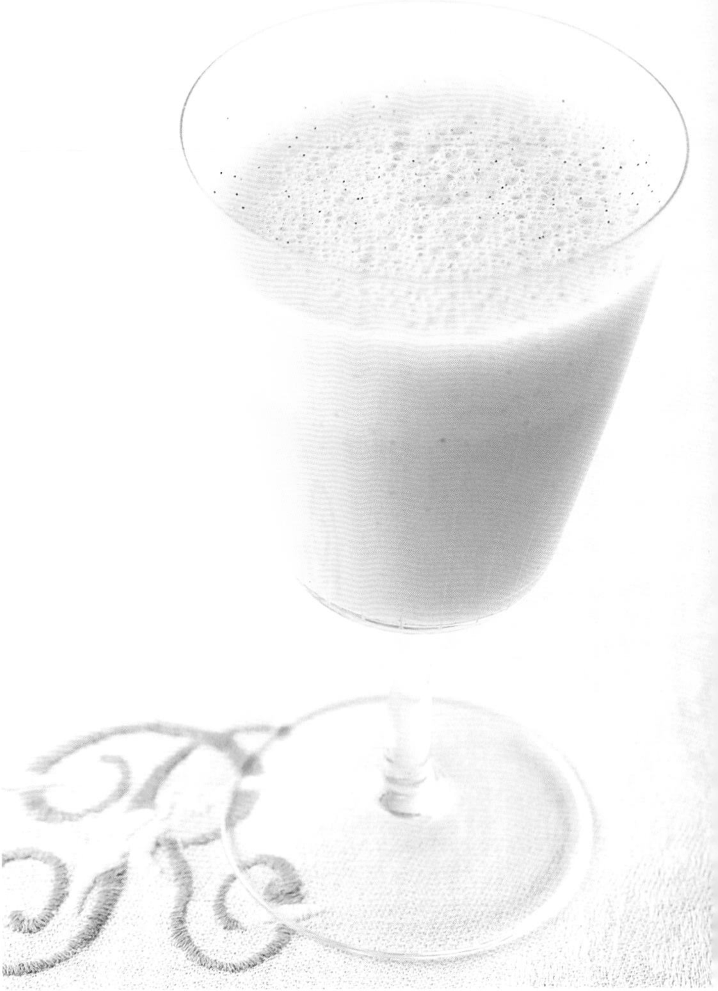

椰子油 甜點料理

椰子油獨特的甜甜香氣，非常適合搭配甜點。本單元的甜味皆來自蜂蜜，請依個人喜好增減甜度。

＊進行限醣飲食的人，建議使用低GI值的合歡蜜或蓮花蜜。

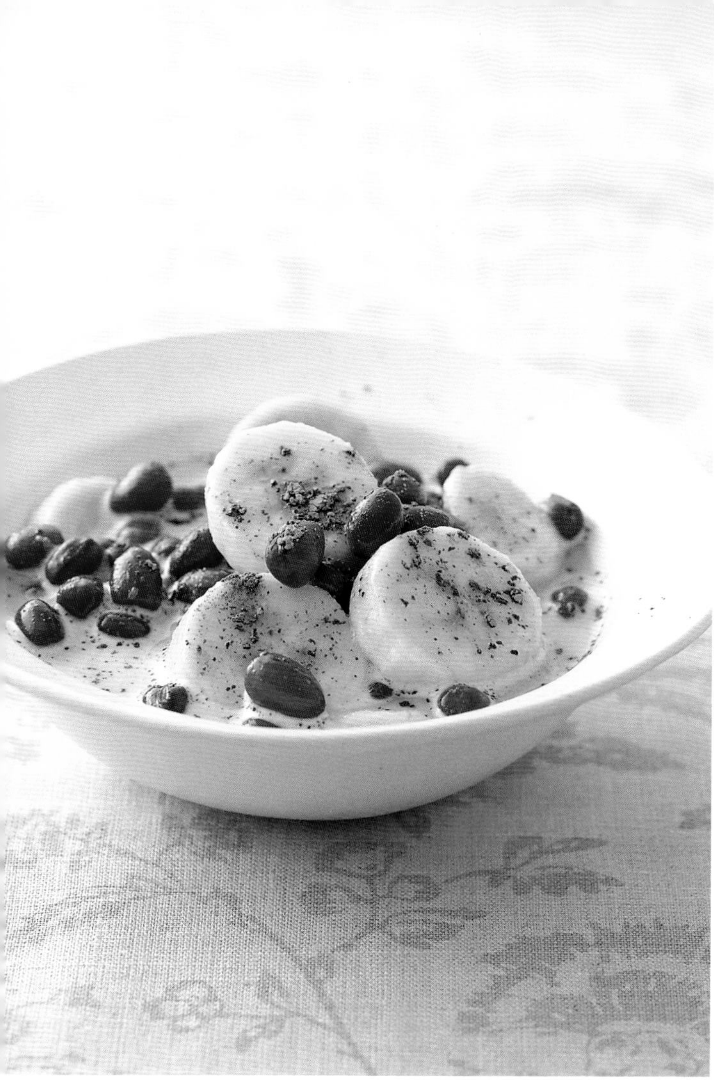

材料（1～2人份）

水煮紅豆…100g
（不加糖，罐頭或真空包）
香蕉…1根

A
- 椰漿…100g
- 蜂蜜…2大匙
- 椰子油…1～2小匙
- 黃豆粉…1大匙

抹茶…少許

作法

1 水煮紅豆瀝掉湯汁。香蕉剝皮，切成圓片。

2 將材料A拌勻，加入**1**的紅豆。

3 香蕉放在容器中，放入**2**，灑上抹茶粉。

紅豆香蕉椰奶

切好後混在一起即完成。洋溢東南亞風味的甜點

腦 健腦食材！

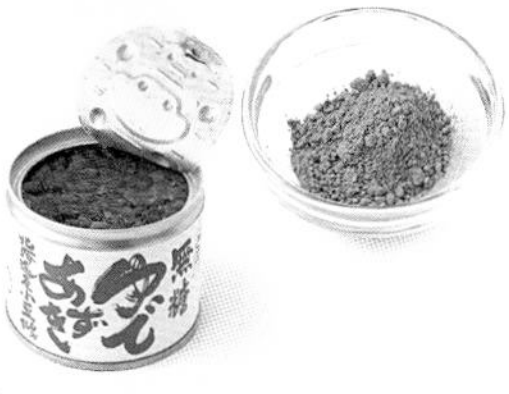

紅豆＆抹茶

紅豆和抹茶都含有利尿效果很強的皂苷成分，能預防高血壓。抹茶中的兒茶素有高度抗氧化效果，可以預防老化以及抑制血糖值上升等。

椰粉柿乾

柿乾的口感與甜味，跟椰子相當契合

材料（2 人份）

柿乾（選擇較大的柿乾）…2 個
椰子油…1 ～ 2 大匙
葡萄乾 30g
蘭姆酒…適量
椰子粉…適量

作法

1 葡萄乾注入等量的蘭姆酒，泡 30 分鐘，讓葡萄乾變軟。

2 加入椰子油，攪拌。

3 柿乾從中對半橫切，中間夾 **2**，周圍撒上椰子粉。

＊如果沒有蘭姆酒的話，可用威士忌或白蘭地等代替。不敢喝酒的人，可用溫開水將葡萄乾泡軟。

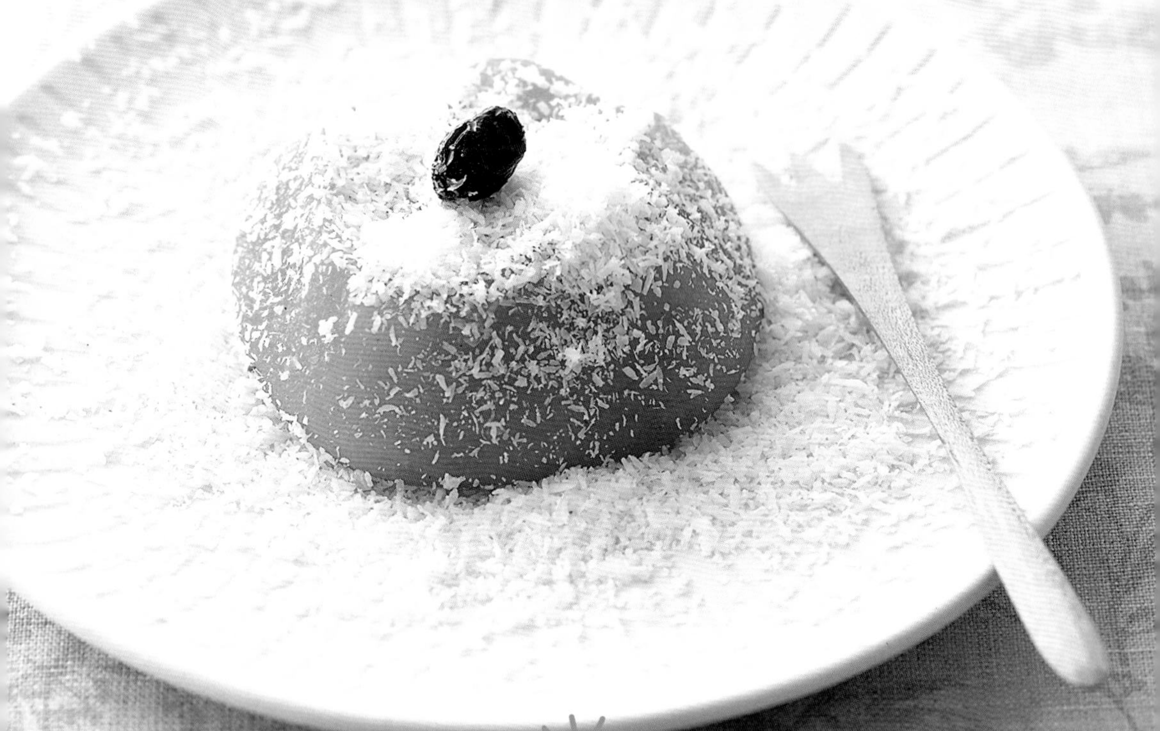

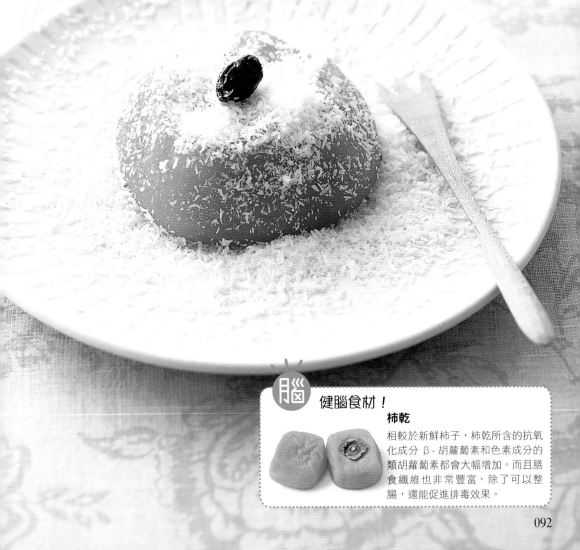

腦 健腦食材！

柿乾

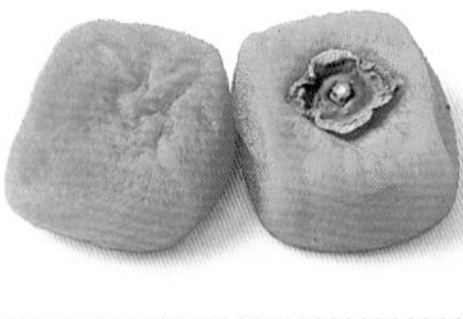

相較於新鮮柿子，柿乾所含的抗氧化成分 β - 胡蘿蔔素和色素成分的類胡蘿蔔素都會大幅增加。而且膳食纖維也非常豐富，除了可以整腸，還能促進排毒效果。

珍珠椰奶

堪稱是經典的椰香甜點

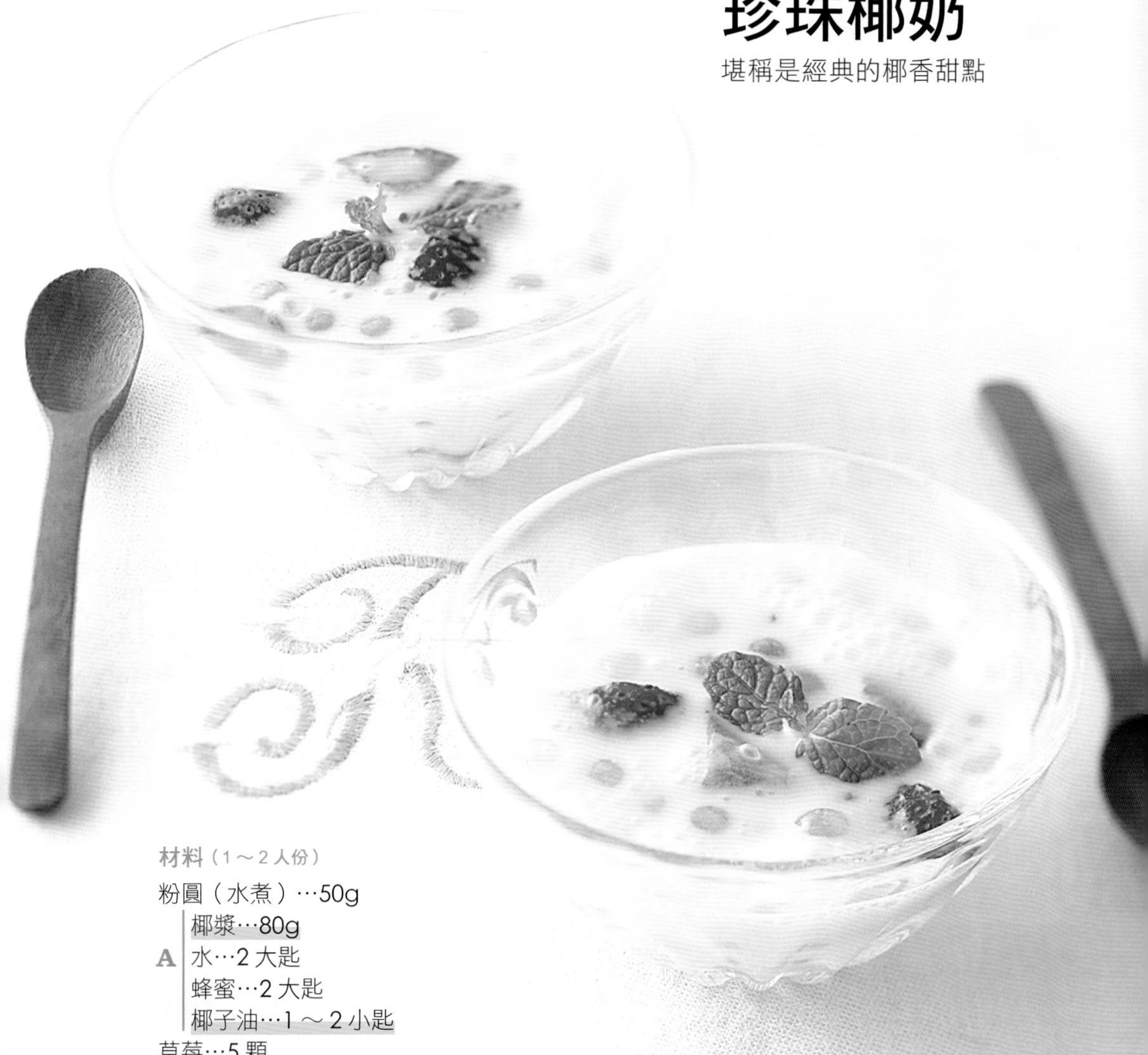

材料（1～2人份）

粉圓（水煮）…50g

A
- 椰漿…80g
- 水…2大匙
- 蜂蜜…2大匙
- 椰子油…1～2小匙

草莓…5顆

薄荷葉…適量

＊沒有椰漿的話，可用椰奶代替。

作法

1 將材料A拌勻。

2 粉圓放入容器中，擺上切成適當大小的草莓，倒入**1**，擺上薄荷葉裝飾。

粉圓的煮法

將粉圓加入大量的滾水裡，如果是小粉圓，煮的時間約為20分鐘，大粉圓約為1個小時，都是用小火煮（以煮的時候粉圓不會亂跳的火候）。煮到粉圓中心剩下一小點芯的狀態就可以熄火，蓋上鍋蓋再燜約30分鐘。之後倒在網勺上用水沖洗掉黏液，瀝乾水分。

解決疑惑！椰子油聰明使用的Q＆A

Q1 有不能攝取椰子油的人嗎？

A 基本上人人都能攝取。不過，LDL（壞膽固醇）數值高的人須多加注意。

並沒有不能攝取椰子油，或是料理中不能使用椰子油的案例。《阿茲海默症大幅改善！美國醫師發現的椰子油驚人功效》作者紐波特醫師說：「罹患高脂血症（LDL膽固醇過高）脂肪代謝有問題的人，必須留意中鏈脂肪酸的攝取量。」因為擔心LDL膽固醇數值會升高。

中鏈脂肪酸中的C8雖然不會在肝臟轉變為膽固醇，但C12會變成酮體，也會轉變成膽固醇，因此攝取時務必要多留心。

LDL膽固醇數值高的人開始攝取椰子油後，最好3個月左右接受LDL膽固醇數值的檢查。如果數值升高的話，最好更換其他的椰子油，隨時觀察LDL膽固醇數值的變化。

Q2 家母有服用失智症藥物，可以同時攝取椰子油嗎？

A 同時攝取沒問題。

白澤醫師的患者中，也有人服用治療藥物，同時也攝取椰子油。

有患者一攝取椰子油，失智症狀馬上就有了改善，而且目前並沒有攝取椰子油後症狀惡化的案例。

椰子油原本就是可以長期攝取的食用油，安全性當然有保障。且全世界都有人將椰子油當成日常食物攝取，這些人當中也有幾成的人正在服用各式藥物，但沒有任何報告指出有人因此出現副作用。基本上，服用藥物同時攝取椰子油，並不會有任何問題。

Q3 如何能知道攝取椰子油是否有效？

A 可透過血液檢查得知效果如何。

如前所述，也有人攝取椰子油後，失智症狀並未獲得改善。其中一個原因，是因肝臟無法將椰子油的中鏈脂肪酸分解成酮體。

當酮體從肝臟釋出至血液裡，會被運送至腦部和肌肉，成為能量被消耗。

因此，透過血液檢查測量血中酮體數值，就能夠知道肝臟是否將中鏈脂肪酸分解為酮體。但測量血中酮體量的血液檢查健保不給付。

Q4 可以不從椰子油，直接攝取中鏈脂肪酸的方法嗎？

A 市面上也有ＭＣＴ油或ＭＣＴ粉之類的商品。

市面上也有販售１００%中鏈脂肪酸的ＭＣＴ油或ＭＣＴ粉等商品（粉的比例為７４%）。椰子油中除了中鏈脂肪酸外，也含有長鏈脂肪酸，因此，只想攝取中鏈脂肪酸的人，可以購買此類商品。好處是可以直接與各種飲品或食物混在一起食用，因此應用範圍較為廣泛。

【圖】MCT油

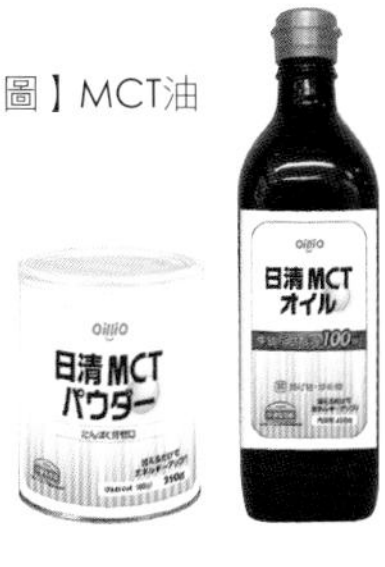

Q5 除了每天喝椰子油或用於烹調，還有更簡便的中鏈脂肪酸攝取方法嗎？

A 可以透過保健食品攝取。

美國有一款名為「阿遜納」（Ａｘｏｎａ）的營養補充飲料。一包阿遜納含有２０克的中鏈脂肪酸，可有效提升體內酮體濃度，是有臨床對照實驗數據的保健食品。

可以溶在水或牛奶中飲用，喝起來像奶昔一樣。外出、旅行，或是感冒沒有食欲時，可用來取代椰子油，輕鬆攝取中鏈脂肪酸，非常方便。

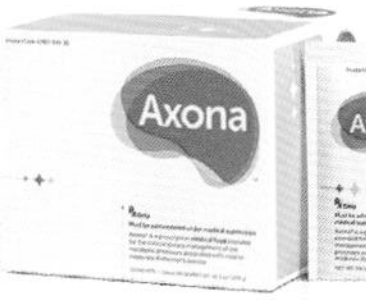

中鏈脂肪酸的保健食品
「阿遜納」（Axona）

Q6 我比較胖，所以很擔心攝取油類是否會變得更胖。

A 攝取過量恐會導致熱量超標，要多加留意！

椰子油跟其他的油類一樣，一公克熱量大約為9大卡（蛋白質和胺基酸一公克熱量約為4大卡）。因此，一旦攝取過量，就會導致熱量超標，必須特別留意。

不過，與動物性飽和脂肪酸中富含的長鏈脂肪酸相比較的話，中鏈脂肪酸轉換為膽固醇的比例極低，而且能量代謝的速度是長鏈脂肪酸的１０倍左右，具有不容易轉換為中性脂肪的特徵。

此外，中鏈脂肪酸不同於動物性飽和脂肪酸，不會有造成動脈硬化的風險。甚至有多數研究報告指出，中鏈脂肪酸還能夠降低人體內的中性脂肪。

Q7 椰子油何時攝取效果最棒？

A 最好每餐攝取，但成效因人而異。只有晚上須注意不要攝取過量。

如果攝取椰子油是為了改善失智症狀的話，就必須提高血液中的酮體量，建議最好是每餐攝取較佳。

然而，攝取後需要多少時間才能轉變成酮體為大腦所用，視每個人的狀況不同而有所差異。因此，在攝取椰子油後，必須仔細觀察過了多久時間後症狀有所改善，以調整到個人最佳的攝取時段。

椰子油不僅能成為腦神經細胞的能量來源，還會被肌肉消耗掉。若在能量代謝速度較慢的夜間時段攝取，一旦攝取過量的話，恐怕會導致熱量超標，必須特別留意。

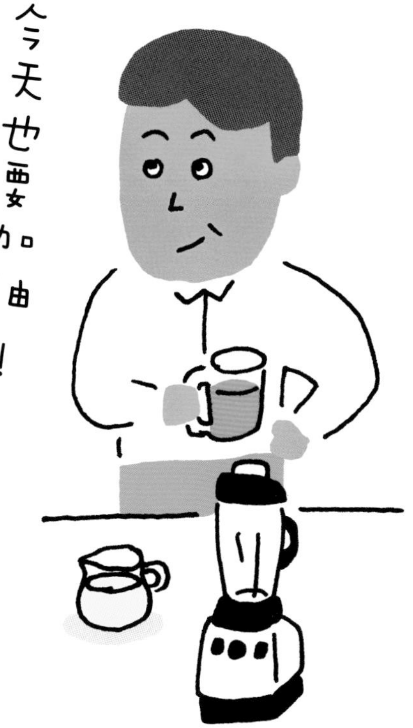

椰子油
使用問題Q＆A

Q1

椰子油因溫差凝固或融化，不會影響品質嗎？

A

即使狀態改變，基本上品質也不會劣化。

椰子油有九成以上成分為氧化安定性高的飽和脂肪酸。在期限（未開封保存2年，開封後保存1年）內，置於適當場所（陰暗處），就算從液體變成固體，又從固體變回液體，品質也不會劣化。

但若長期放在陽光直射等惡劣環境，擔心變質時，請聞一下味道。如果聞到的不是椰子甜香氣味，而是一股酸味的話，表示可能有部分飽和脂肪酸氧化，請不要繼續使用。

Q2

椰子油可以用來擦身體或護髮嗎？

A

如果是天然的初榨椰子油，護膚和護髮都適用。

初榨椰子油大多為有機、無添加製造。幾乎都可使用在美容上。不放心的人，可透過廠商網頁等確認或諮詢。敏感肌膚的人請先做過皮膚測試，確認沒問題後再使用。

精製椰子油則是經過精製或漂白等處理，不適用於美容，請勿塗抹於肌膚。

Q3 椰漿、椰奶、乾燥椰子也具有同樣效果嗎？

A 因為也都含有椰子油成分，效果可期。

市售椰漿和椰奶，是依濃度和水分量不同而命名，椰漿是較濃的椰奶。選購時請詳閱成分標籤，選擇添加物較少、未添加砂糖的產品。

乾燥椰子是將果肉（胚乳）削成薄片，乾燥而成的產品。不論椰漿、椰奶或乾燥椰子，都含有椰子油成分，因此效果值得期待。但因每次食用量較少，建議可與椰子油搭配食用。

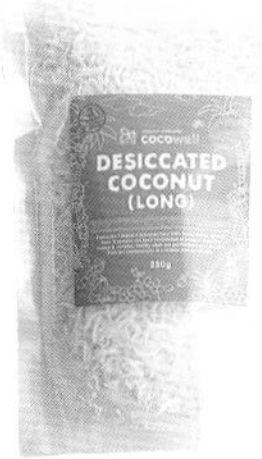

乾燥椰子

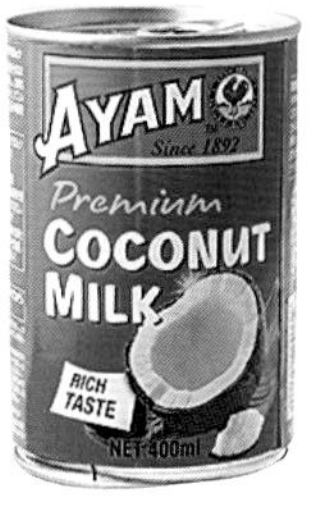

椰奶

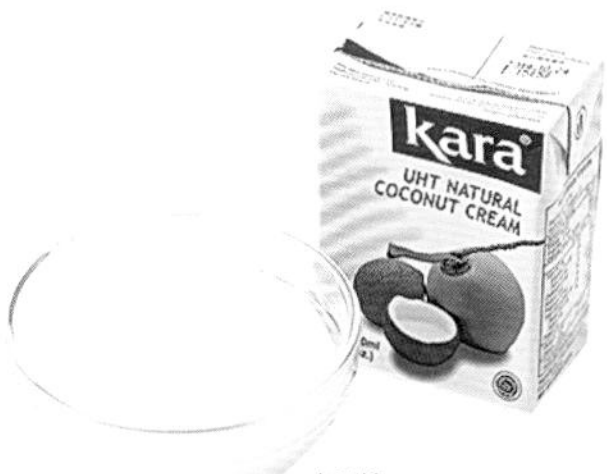

椰漿

Q4 我真的不喜歡椰子甜甜的香味。

A 請試著加入料理或飲料裡品嚐看看。

請參考54頁後的飲品或料理，找出自己喜歡的方式。介意椰子氣味的人，可與咖哩等辛香料搭配，應該就能輕鬆食用。因為椰子甜香與酸味也相當契合，可以加在沙拉醬或美乃滋中使用。

此外，搭配咖啡時，椰子的甜香能緩和咖啡的苦澀，還會散發出堅果般的香味，非常好喝。請多方嘗試，找出喜歡的食用方式。

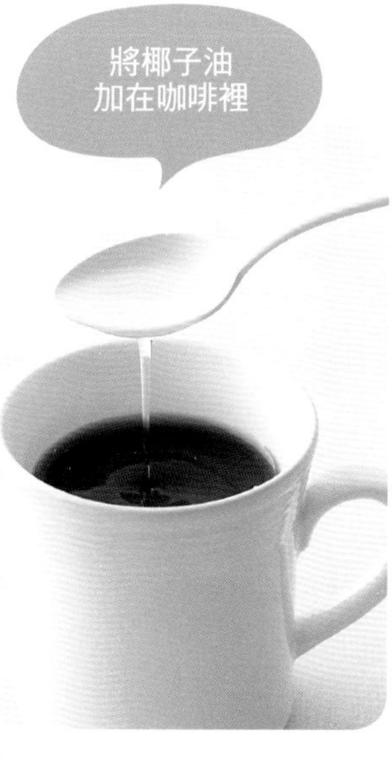

Q5 椰子油可以取代奶油或是當炸油使用嗎？

A 來做糕點或麵包都沒問題！做炸物也非常美味。

煎厚鬆餅，或製作餅乾、磅蛋糕等烘焙食品時，用椰子油取代奶油，能烤出更香濃的成品。

椰子油也能用在炸物。椰子油是植物性飽和脂肪酸，有遇冷會凝固的性質，利用這個特質來炸食物會很酥脆，即使放涼了，也不會有油膩感。不過，椰子油價位高，因此建議使用量較少的「煎炸」方式，或是與沙拉油等混合使用。

Q6 聽說椰子油常溫保存即可，這樣不會發霉嗎？

A 常溫保存沒問題，但要留意水分。

椰子油可常溫保存。椰子抗菌性佳，就算不使用農藥，也能長得茁壯。因此，初榨椰子油具有優異的抗菌性。不過，若混入水分可能會導致細菌滋生，因此使用後請務必鎖緊蓋子。此外，舀取椰子油時也請使用乾燥且乾淨的湯匙。如果舀油的湯匙髒了或沾到水的話，雜菌會跑進油裡，導致發霉。

Q7 可以使用微波爐將凝固的椰子油融化嗎？

A 不要使用微波爐，請用隔水加熱的方式。

用微波爐加熱油是非常危險的作法，千萬不要嘗試。尤其是少量的油加熱時，就算時間短，溫度也會超過１００℃，恐會引發火災或燙傷意外。

想融化凝固的椰子油加入飲料裡時，最好隔水加熱融化。用量少，很快就能融化。當調理油使用時，直接使用凝固的椰子油即可，放進加熱的平底鍋中，立刻就會融化。

Q8 廣口容器裝的椰子油較難使用，有沒有什麼好方法？

A 夏天可以移裝至油瓶使用。

椰子油可以常溫保存，因為溫度降到25℃以下會凝固，凝固後為了方便取用，通常都會使用果醬瓶等廣口容器裝。夏天椰子油因為呈現液體狀態，開瓶動作如果太大，怕會打翻、溢出，請務必小心。

如果覺得廣口容器不好用，夏天（限液態時）也可以移裝至有倒出口的油瓶。或者即使夏天，也將椰子油冷藏，用的時候用湯匙刮取，也是不錯的方法。

Q9 可以使用添加中鏈脂肪酸的市售MCT油，取代椰子油嗎？

A MCT不適合加熱烹調。建議只加在飲料或優格中調勻食用。

MCT的成分來自椰子或棕櫚果中所含的天然植物成分，母乳和牛奶中也含有這些成分。這個成分就是中鏈脂肪酸，特色是消化吸收快，容易轉換為能量被使用消耗，非常適合當成老年人飲食補充，或是運動員補充熱量的保健食品。

MCT油一加熱會冒煙，因此不適合用於炒、炸方式烹調。請用於沙拉或醋漬料理等不需要加熱的料理中。如果是炒菜類料理，炒好冷卻後，再加入MCT油拌勻。

MCT油無色無味，非常適合當小菜、飲料、甜點等的淋醬或拌醬，完全不會破壞原有料理的美味。無法接受椰子油香氣的人，改用MCT油也是不錯的選擇（使用前請詳閱使用注意事項）。

MCT粉的主要成分為中鏈脂肪酸，採取獨家加工技術，將乳化的中鏈脂肪酸製作成乾燥的粉末。也有小袋包裝，外出時使用非常方便。

國家圖書館出版品預行編目 (CIP) 資料

失智症的救星！椰子油飲食療法：1 天 2 匙讓大腦活化，改善阿茲海默症，找回失去的記憶，還能變瘦、變年輕！/ 白澤卓二, Daniela Shiga 作；黃瓊仙譯. -- 初版. -- 新北市：大樹林, 2015.01
面； 公分. -- (健康新食代；8)
ISBN 978-986-6005-35-0(平裝)
1. 椰子油 2. 健康食品 3. 食療
411.3 103020844

健康新食代 8

失智症的救星！椰子油飲食療法

1天2匙讓大腦活化，改善阿茲海默症，找回失去的記憶，還能變瘦、變年輕！

作　者 / 白澤卓二、達妮拉 ‧ 史嘉
翻　譯 / 黃瓊仙
編　輯 / 王偉婷
美　編 / April
校　對 / 12 舟
出版者 / 大樹林出版社
地　址 / 新北市中和區中正路 872 號 6 樓之 2
電　話 / (02) 2222-7270　　傳　真 / (02) 2222-1270
網　站 / www.guidebook.com.tw
E – mail / notime.chung@msa.hinet.net
Face book / www.facebook.com/bigtreebook
發行人 / 彭文富
劃　撥 / 戶名：大樹林出版社 · 帳　號：18746459
總經銷 / 知遠文化事業有限公司
地　址 / 新北市深坑區北深路 3 段 155 巷 25 號 5 樓
電　話 / (02)2664-8800　　傳　真 / (02)2664-8801
本版印刷 / 2018 年 3 月

定價：260 元　　ISBN / 978-986-6005-35-0

失智症的救星！椰子油飲食療法

讀者專用回函

健康新食代08

1天2匙讓大腦活化，改善阿茲海默症，找回失去的記憶，還能變瘦、變年輕！

讀者資料～

姓名：＿＿＿＿＿＿＿＿＿＿ 性別：□男 □女

聯絡電話：＿＿＿＿＿＿＿＿ E-mail：＿＿＿＿＿＿＿＿＿＿＿＿＿＿

通訊地址：□□□ ＿＿＿＿＿＿＿＿＿＿＿＿＿＿＿＿＿＿

年齡：□ 20歲以下 □ 21~30 □ 31~40 □ 41~50 □ 51~60 □ 60歲以上

書籍資訊～

1. 您在何處購得本書？

□金石堂（金石堂網路書店） □誠品 □博客來 □墊腳石 □ TAZZA 讀冊生活 □ PCHOME □其他

2. 您最想獲得的健康資訊優先順序是：（請依順序填寫）

□懷孕育兒 □親子關係 □身體保健 □瘦身美容 □銀髮族照護 □醫學新知 □飲食療法 □抗癌防癌

3. 您從何處得知本書訊息？

□書店 □親友介紹 □廣播 □網路資訊 □其他

4. 您購買本書的原因？

□喜歡作者 □對內容感興趣，想試試看 □贈品吸引人 □封面吸引人

5. 您對本書的內容評價？

□豐富實用 □普通 □有待加強 □很失望

6. 您購買健康書籍的頻率？

□每月一次 □三個月 □半年 □一年以上 □不一定

對本書及出版社意見～

1. 您希望本社未來出版哪些類別的健康書籍？（可列舉疾病或症狀）

＿＿＿＿＿＿＿＿＿＿＿＿＿＿＿＿＿＿＿＿＿＿＿＿＿＿＿＿＿＿

2. 您對本書及本社的寶貴建議：

＿＿＿＿＿＿＿＿＿＿＿＿＿＿＿＿＿＿＿＿＿＿＿＿＿＿＿＿＿＿

大樹林出版社

請貼 5 元郵票

大樹林出版社
BIG FOREST PUBLISHING CO., LTD.

23557 新北市中和區中山路 2 段 530 號 6 樓之 1
讀者服務電話：(02)2222-7270
讀者服務傳真：(02)2222-1270
郵撥帳號：18746459　戶名：大樹林出版社

★請沿著此虛線剪下，放入信封袋內寄回，謝謝！